W0259388

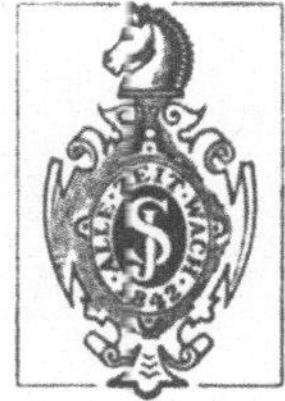

J. Söltz-Szöts

Urethritis non gonorrhoica des Mannes

Diagnose und Therapie

Mit 4 Abbildungen

Springer-Verlag
Berlin · Heidelberg · New York 1973

Dozent Dr. Josef Söltz-Szöts, II. Universitäts-Hautklinik,
A-1090 Wien, Alserstraße 4

ISBN-13: 978-3-540-06094-9 e-ISBN-13: 978-3-642-65516-6
DOI: 10.1007/978-3-642-65516-6

Geleitwort

Spezifische oder nichtspezifische infektiös oder anderweitig bedingte Urethritiden zeigen sämtlich als Hauptsymptom einen unterschiedlich starken Fluor, der sich auch in Konsistenz und Farbe unterscheidet. Sichere ätiologische Schlüsse können jedoch aus diesen Eigenschaften nicht hergeleitet werden — und insgesamt ist die Symptomatik relativ monoton. Allein hieraus erhellt die Problematik der Diagnostik in Klinik und Praxis. Von größter Bedeutung ist für den behandelnden Arzt die genaue Kenntnis aller hier in Betracht kommenden Urethritisformen. Sie verschafft ihm die Möglichkeit, in jedem Fall den notwendigen Untersuchungsgang (Anamnese, Inspektion, mikroskopische Untersuchung, Kulturen, Allergietestung, evtl. Exploration durch einen Psychopathologen) einzuleiten und zu verfolgen. Erst die sichere Diagnose erlaubt eine kausale und damit erfolgversprechende Therapie. Die „rein reflektorische" a priori-Behandlung mit einem „breitspektralen" Antibioticum ohne Klärung der Ursache muß entschieden abgelehnt werden, da sie nur Zufallsresultate zeigt und nicht ungefährlich ist. Die unspezifischen Harnröhrenentzündungen nehmen zahlenmäßig zu — und leider ist die Kenntnis dieses Sektors der Medizin nicht nur hierzulande noch kein Allgemeingut der praktizierenden Ärzte. Kein Wunder, daß viele Patienten — oft recht verzweifelt — von Arzt zu Arzt wandern, um Hilfe zu finden. So ist es sehr zu begrüßen, daß Herr Söltz-Szöts jetzt diese Monographie verfaßt hat, der ich einen vollen Erfolg wünsche.

In Amerika und Kanada hat man der unspezifischen bzw. „nichtgonorrhoischen" Urethritis schon seit langem Aufmerksamkeit geschenkt. In New York fand im Januar 1959 eine Tagung über die Biologie der Mycoplasmen (PPLO) statt, bei der vor allem die Bedeutung dieser Erreger für die nichtspezifische Urethritis zur Sprache kam. Ich besuchte nicht nur diese Konferenz, sondern auch das erste internationale Symposion in Kanada über die nichtgonorrhoische

Urethritis und die menschliche Trichomoniasis, das im Herbst 1959 in Montreal stattfand. Damals wurde das Clont aus der Taufe gehoben. Seit dieser Zeit hat mich die Entwicklung dieses Sondergebietes der Medizin sehr interessiert. Bis zum gegenwärtigen Zeitpunkt ist die einschlägige Literatur zu beachtlichem Umfang angewachsen — und wird zunehmend schwerer überschaubar. Es ist daher ein besonderes Verdienst, daß der Autor sich der Aufgabe einer gründlichen Sichtung unterzogen und dabei, alter Wiener Tradition folgend, den Blick für das Wesentliche behalten hat.

Herr Söltz-Szöts ist ein Schüler des unvergessenen Meisters A. Wiedmann, der die Herausgabe des Werkes leider nicht mehr erlebt, aber gewiß ebenso geschätzt hätte wie der Schreiber dieser Zeilen. Dem Praktiker wird ein sehr brauchbares Buch in die Hand gegeben, das er mit Gewinn oft benutzen wird. Es ist die erste Monographie dieser Art im deutschsprachigen Schrifttum.

Dem Springer-Verlag gebührt Dank für den Druck dieses notwendigen Spezialwerkes und dem Autor sowohl für die klare Diktion als auch die sorgfältig bearbeiteten therapeutischen Abschnitte.

Theodor Nasemann

Frankfurt a.M., im Dezember 1972

Inhaltsverzeichnis

Einleitung

Als Urethritis non gonorrhoica werden alle jene Fälle von Harnröhrenkatarrh bezeichnet, die nicht durch Gonokokken bedingt sind. Von den früher gebrauchten zahlreichen Synonyma werden nur mehr die Bezeichnungen Urethritis nonspecifica bzw. Urethritis simplex gelegentlich verwendet.

Die Zahl der Fälle nichtgonorrhoischer Urethritis dürfte, da ja zu dem Krankheitsbild auch die postgonorrhoische Urethritis gezählt wird, jener von Gonorrhoe gleich sein. Wie neuere Untersuchungen gezeigt haben, hat die postgonorrhoische Urethritis die gleiche Ätiologie wie die nichtgonorrhoische. Die Gonorrhoe ist dabei nur als einer der zahlreichen Terrainbereiter der Erkrankung anzusehen.

Erst in den letzten Jahren gelang es, die vielseitige Ätiologie der nichtgonorrhoischen Urethritis weitgehend aufzuklären. Dadurch wurde es möglich, die einzelnen Formen zu differenzieren und genauer zu analysieren.

Für die exakte Diagnosestellung sind oft wiederholte und zeitaufwendige Untersuchungen — die manchmal nur in Speziallaboratorien durchgeführt werden können — notwendig. Da der praktizierende Arzt nur selten dazu in der Lage ist und auch manche Laboratoriumsbefunde zu Fehlinterpretationen Anlaß geben, kommt es häufig zu einer ungezielten und nicht selten wirkungslosen Therapie. Dadurch wird die Krankheitsdauer verlängert und damit die Möglichkeit von Komplikationen gegeben.

In der Ätiologie ist eine deutliche Verschiebung eingetreten.

Wurde früher die iatrogene Urethritis — ausgelöst durch mechanische oder chemische Maßnahmen, Methoden, die heute kaum mehr angewandt werden — häufig beobachtet, so sind es heute fast immer Mikroben, die die Erkrankung auslösen. Da auch die allergische Urethritis, Urethritiden, die durch Lokalerkrankungen der Harnröhre bedingt sind u. a. nur selten diagnostiziert werden, soll die Einteilung der nichtgonorrhoischen Urethritis von Meyer-Rohn entsprechend der Bedeutung der einzelnen Gruppen etwas abgeändert werden.

Einteilungsschema

A. *Urethritis bedingt durch Mikroorganismen*

- I. Bakterien
- II. Trichomonaden
- III. Pilze
- IV. PPLO bzw. Mycoplasmen
- V. Viren

  Komplikationen

B. *Sonstige Urethritisformen*

- I. Iatrogene Urethritis
- II. Allergische Urethritis
- III. Urethritis bei Lokalerkrankung der Harnröhre
- IV. Urethritis als Begleiterscheinung im Rahmen allgemeiner Erkrankungen
- V. Psychogene Urethralbeschwerden

C. *Morbus Reiter*

Überschneidungen müssen auch in diesem wie in allen anderen Einteilungsschemen vorkommen, da die nichtgonorrhoische Urethritis vielfach ein komplexes Geschehen darstellt und oft erst mehrere Faktoren das Manifestwerden der Erkrankung bewirken.
Auch darf in einer Übersicht der nichtgonorrhoischen Urethritis der Morbus Reiter nicht fehlen, ein Krankheitsbild, welches keineswegs als Rarität anzusehen und nur in Nichtbeachtung der Symptomatologie relativ selten diagnostiziert wird.

A. Urethritis bedingt durch Mikroorganismen

Das Gros der Fälle nichtgonorrhoischer Urethritis wird durch Mikroorganismen ausgelöst. Dabei sind es nicht immer für den Urogenitaltrakt obligat pathogene Erreger, die die Erkrankung hervorrufen. Auch Saprophyten oder für gewöhnlich apathogene Keime können unter gewissen Bedingungen eine Urethritis induzieren bzw. unterhalten.

Die Übertragung erfolgt beim Mann relativ häufig durch den Geschlechtsverkehr. Es empfiehlt sich jedoch, im Gespräch mit dem Patienten aus sozialen und forensischen Gründen den Ausdruck „Geschlechtskrankheit" zu vermeiden. Trotzdem müssen, um eine korrekte und erfolgreiche Therapie zu gewährleisten, die bei der Behandlung einer Geschlechtskrankheit gültigen Kriterien zur Anwendung kommen. Diese sind: exakte Diagnosestellung, Kontrolle des Partners und wenn nötig, dessen Mitbehandlung, um Reinfektionen zu vermeiden.

I. Bakterielle Urethritis

Von besonderer Bedeutung in der Gruppe mikrobiell bedingter Urethritiden sind jene Fälle, die durch Bakterien ausgelöst bzw. durch diese unterhalten werden.

Normale Keimbesiedlung der Urethra

Eine Beurteilung bakteriologischer Befunde bei der Urethritis des Mannes ist nur unter Berücksichtigung der vielgestaltigen Keimflora der Harnröhre Gesunder möglich. Meyer-Rohn untersuchte die Bakterienflora der Urethra von 100 gesunden Männern und fand dabei neben verschiedenen Staphylokokkenarten Streptokokken, Proteus vulgaris, Vertreter der Hämophilus-Gruppe, Neisserien u. a. sowie einen hohen Prozentsatz (48 Prozent) Corynebakterien (Tab. 1).

Tabelle 1. Harnröhrenkeimflora von 100 gesunden Männern (Meyer-Rohn, 1965)

Keimart			
Staphylococcus aureus mit Hämolyse	67	Corynebakterien	
Staph. albus epidermidis	47	(C. Paradiphth. C. xerosis)	48
Streptococcus pyogenes	6	Proteus vulgaris	3
Sc. ohne Hämolyse	9	Escherichia coli	2
Sc. mit Vergrünung	9	Klebsiella pneumoniae	1
Sc. fäcalis	2	Lactobakterien	1
Diplococcus pneumoniae	1	Keime der Hämophilus-Gruppe	3
		Neisseria catarrhalis	3

Röckl züchtete ebenfalls von Gesunden die gleichen Keimarten mit Ausnahme der Corynebakterien. In der Urethra lassen sich, häufig in Gesellschaft diphtheroider Stäbchen, fast immer Staphylokokken nachweisen. Bei diesen handelt es sich in 85 Prozent um den Staphylococcus epidermis und in 15 Prozent um pathogene Staphylokokken mit schwacher Plasmakoagulasereaktion (Popchristov u. Neytcheff). Auch nach Ludvik finden sich in 20 Prozent der Fälle coagulasepositive Staphylokokken.

Die Keimbesiedelung der Urethra entspricht der normalen Haut (Klicka, Weber). Die Bakterienflora der Urethra befindet sich ebenso wie die des Darmes, der Mundhöhle und der Haut in einem labilen Gleichgewicht, im Zustand der „Eubakterie". Diese ist festgelegt durch die Art und quantitative Verteilung der einzelnen Mikroorganismen. Wie Untersuchungen von Popchristov u. Neytcheff, Klicka sowie von Weber gezeigt haben, soll die natürliche Harnröhrenflora von außen eingebrachte Erreger, wie E. coli, Paracoli, Proteus vulgaris, Enterokokken u. a. bis zu einem gewissen Grade in ihrem Wachstum hemmen und dadurch die natürliche Immunität der Harnröhre gewährleisten.

Häufigkeit

Die prozentuellen Angaben, die Häufigkeit bakteriell bedingter nichtgonorrhoischer Urethritiden betreffend, schwanken zwischen 7,7 % und 67,2 %.

Many u. Mitarb.	7,7 %
Kresbach u. Luger	16 %
Lejmann u. Bogdaszewska, Czahanowska	33 %
Petar u. Mitarb.	54,2 %
Söltz-Szöts u. Thurner	54,3 %
Durel	60 %
Rossberg	67,2 %

Die große Diskrepanz der angegebenen Zahlen erklärt sich dadurch, daß von manchen Autoren nur massive Befunde von Rein- oder Mischkulturen mit Überwiegen bestimmter Keimarten als ätiologisch beweisend betrachtet werden. So kann nach Marchionini u. Röckl sowie Meyer-Rohn von einer pathogenen Urethralflora erst dann gesprochen werden, wenn aus der Harnröhre Reinkulturen von E. Coli, Pseudomonas pyocyaneus, Proteus vulgaris, Staphylokokken, Streptokokken, Neisseriaarten, Pasteurellen (Harkness) oder auch Mischkulturen von Keimen, die nur selten in der Urethra vorkommen, gezüchtet werden. Andere Autoren vertreten die Ansicht, daß unter gewissen Bedingungen (siehe Pathogenese) auch Saprophyten pathogen werden und ihrerseits eine nichtgonorrhoische Urethritis auslösen bzw. unterhalten können (Söltz-Szöts und Thurner).

Diagnose

Die Diagnose einer bakteriell bedingten nichtgonorrhoischen Urethritis wird — wie bereits erwähnt — durch die Vielfalt der Bakterien, die in der Urethra Gesunder vorkommen, außerordentlich erschwert. Ebenso ist die Urethralflora bei Patienten mit einer Urethritis und Gesunden nicht selten identisch (Day und Arm, Roland, Willcox). Röckl und Nasemann untersuchten die Bakterienbesiedelung der männlichen Harnröhre bei 115 Gesunden sowie bei 652 an einer nichtgonorrhoischen Urethritis Erkrankten und kamen dabei zu folgenden Ergebnissen: Staphylococcus albus, hämolysierende und nichthämolysie-

rende Streptokokken, Enterokokken, Proteus vulgaris und grampositive Kurzstäbchen wurden gleich häufig bei den Gesunden als auch bei den Erkrankten gefunden. Staphylococcus aureus wurde etwas häufiger von Urethritispatienten gezüchtet. Bei Erkrankten hingegen waren E. coli und P. pyocyaneus nachzuweisen.
Fast sämtliche Keimarten können jedoch allein oder mit anderen eine nichtgonorrhoische Urethritis auslösen bzw. unterhalten.
Folgende Bakterien wurden als Erreger einer Urethritis angeführt:

Eftimescu	Staph.
Gardner u. Mitarb.	Proteus
Gürtler	Coli, Proteus, Enterokokken
Jung	E. coli, P. pyocyaneus, Proteus
Kresbach u. Luger	P. pyocyaneus, Coli, Proteus, hämolys. Staph., Streptok., Enterokokken
Ludvik	Staph.
Many u. Mitarb.	Staph.
Marchionini u. Röckl	Coli, P. pyocyaneus, Proteus
Meyer-Rohn	Coli, Proteus, Klebsiellen
Rocha	Staph. aureus et albus
Röckl u. Nasemann	Staph. aureus, Coli, Enterokokken, Coli, P. pyocyaneus
Söltz-Szöts	Staph. aureus, Coli, Enterokokken, Mischflora
Steppert	Staph., Enterokokken, Streptok., Coli
Stovbum u. Schclar	Enterokokken, Staph., Streptok., Coli, Proteus

Daneben kommen auch andere Bakterien, wie die verschiedenen Neisseria-Arten und Keime der Mimeagruppe, Hämophilus vaginalis, Pneumokokken, Klebsiellen, Alkaligines fecalis sowie das Mycobacterium tuberculosis als auslösendes Agens in Frage. Auch durch verschiedene, in der Mundhöhle und im Mastdarm vorkommende Spirochäten kann eine nichtgonorrhoische Urethritis verursacht werden (Harkness, Klicka, Metz).
Mit absoluter Sicherheit kann die Diagnose nur bei Vorliegen von Reinkulturen einer bestimmten Bakterienspecies oder bei massivem Keimbefall gestellt werden. In vielen anderen Fällen, in denen für diese Erkrankung charakteristische bakteriologische Befunde nicht vorliegen, ist es das prompte Ansprechen der Urethritis auf eine antibiotische Therapie (Ausschluß anderer ätiologischer Faktoren), welche erlaubt, von einer bakteriell bedingten nichtgonorrhoischen Urethritis zu sprechen.

Pathogenese

Die bakteriell bedingte nichtgonorrhoische Urethritis ist vielfach als komplettes Geschehen aufzufassen. Es bestehen mehrere Möglichkeiten, die zum Manifestwerden der Erkrankung führen:

A. Kontakt mit für den Urogenitaltrakt obligat pathogenen Keimen, wie etwa Koagulase positiven Staphylokokken, E. coli, P. pyocyaneus sowie den verschiedenen Neisseriaarten. Es finden sich häufig Reinkulturen dieser Keime. Durch die massive Besiedelung der Harnröhrenschleimhaut mit diesen Erregern werden vorhandene Saprophyten verdrängt. Die Infektion erfolgt fast immer durch den Geschlechtsverkehr. Als weiterer Infektionsmodus kommt die instrumentale Einbringung von Keimen in Frage (Katheterwechsel). Dabei handelt es sich fast immer um weitgehend resistente Spitalkeime. Auch aus einer Pyelitis, Cystitis und Prostatitis kann sich eine Harnröhrenentzündung entwickeln. Dabei ist stets der hintere Harnröhrenanteil mitbeteiligt. Eine hämatogene Auslösung ist ebenfalls möglich, jedoch außerordentlich selten.

B. Durch üblicherweise saprophytäre Keime, die unter gewissen Voraussetzungen eine nichtgonorrhoische Urethritis hervorrufen bzw. unterhalten können (Röckl u. Nasemann, Söltz-Szöts, 1970). Dieses Geschehen kann durch mehrere Faktoren ausgelöst werden:

1. Die Infektion kann gleichzeitig mit einer Gonorrhoe oder Trichomoniasis sowie nach einer traumatischen Schädigung der Harnröhrenschleimhaut erfolgen. In diesen Fällen sind für das Manifestwerden der Erkrankung nicht unbedingt hochvirulente Keime erforderlich.

2. Eine Gonorrhoe, aber auch andere Infektionen der Urethra (z. B. Herpes simplex) können die saprophytäre Harnröhrenflora in ihrem Gleichgewicht derartig stören, daß es zum Überwiegen einer Keimart und zum Pathogenwerden dieser kommt.

3. Erst etwa 10 Tage nach einer Penicillinbehandlung (Gonorrhoe) ist die normale Flora der Urethra wieder hergestellt. Vor dieser Zeit ist die Harnröhre für bakterielle Infektion besonders anfällig (Ludvik, Rossberg). Aus diesem Grund soll jedem Patienten, der eine Gonorrhoe durchgemacht hat, geraten werden, erst etwa zwei Wochen nach Abschluß der Behandlung wieder Geschlechtsverkehr auszuüben.

C. Das Gleichgewicht der normalen Harnröhrenflora (Eubakterie) soll nach Klicka durch eine inhibitive und antagonistische Wirkung des Staphylococcus albus gegenüber pathogenen Erregern aufrecht erhalten werden. Andere, in die Urethra von außen eingebrachte Mikroben (E. coli, Proteus, Enterokokken u. a.) sollen durch die inhibitive Kraft des Staphylococcus albus und der diphtheroiden Stäbchen eine Zeitlang gehemmt werden. Wenn diese jedoch durch ungezielte und niedrig dosierte Antibioticagaben (Gould) vernichtet werden, gleichzeitig Bakterien massiv in die Urethra gelangen und die natürliche Resistenz der Harnröhrenschleimhaut durch verschiedene äußere und innere Faktoren abgeschwächt ist, entsteht eine „Dysbakterie“. Auf dieser Basis kann eine Harnröhrenentzündung entstehen, die von Klicka als „dysbakterielle Urethritis“ bezeichnet wird.

D. Von Bedeutung für die Entstehung einer bakteriellen Urethritis dürften weiters nach Memmesheimer, Monacelli, Popchristov u. Neytcheff sowie

Sapuppo die Harninhibine sein. Sie sind bei einer nichtgonorrhoischen Urethritis deutlich vermindert.

Klinik

Die unserer Meinung nach drei wichtigsten Formen der bakteriellen nichtgonorrhoischen Urethritis sind:

Die Staphylokokken-Urethritis. Sie kann sowohl durch pathogene (coagulasepositiv mit Manitvergärung) als auch durch üblicherweise apathogene Stämme ausgelöst werden. Die Infektion erfolgt fast immer durch den Geschlechtsverkehr oder durch mechanische Einbringung der Keime in die Urethra (Harkness, Ludvik, Many u. Mitarb., Söltz-Szöts). Deszendierende Formen bei Infektionen der oberen Harnwege oder eine hämatogen bedingte Entstehung sind möglich.

Die Inkubationszeit ist länger als bei der Gonorrhoe, die subjektiven Symptome geringer. Weitgehend symptomarme Fälle werden relativ häufig beobachtet (Ludvik). An eine Urethritis anterior kann sich ascendierend eine Entzündung der hinteren Harnröhre, eine Prostatitis oder Epididymitis anschließen. Pathologisch-anatomisch handelt es sich bei der Staphylokokken-Urethritis um einen eitrigen Schleimhautprozeß. Durch Plasmacoagulase schützt sich der Staphylococcus vor der Phagocytose und vermag durch das Leukocytin die Leukocyten aktiv anzugreifen. Als gewebsschädigendes Ferment wirkt vor allem das Alpha-Hämolysin. Die Diagnose einer Staphylokokken-Urethritis bereitet besonders in der Praxis Schwierigkeiten, weil Staphylokokken in der Mischflora der gesunden Harnröhre häufig vorkommen. Jene Formen, bei denen Reinkulturen des Keimes gefunden werden, sind relativ selten anzutreffen. Charakteristisch für die Staphylokokken-Urethritis ist der Nachweis von reichlich Leukocyten im Exsudat (Ludvik), jedoch kann auch dieses Kriterium nur als Hilfsmittel gewertet werden. Zur exakten Diagnosestellung sind neben dem Kulturbefund (auf die Bedeutung und Interpretation der bakteriologischen Befunde wird im Rahmen der Therapie näher eingegangen) auch der sichere Ausschluß anderer Harnröhrenerkrankungen, wie etwa Gonorrhoe, unbedingt erforderlich.

Die Coli-Urethritis. Neben den Staphylokokken sind Coli die häufigsten Erreger einer nichtgonorrhoischen Urethritis. Im Gegensatz zu den Staphylokokken werden Colikeime in der männlichen Urethra des Gesunden nur selten angetroffen (Röckl u. Nasemann) und sind demnach nicht zur saprophytären Urethralflora zu zählen. Das Vorkommen von E. coli in der männlichen Urethra muß als pathogen gewertet werden. Die Übertragung erfolgt fast ausschließlich durch den Geschlechtsverkehr.

Auch die Coli-Urethritis verläuft symptomärmer als die Gonorrhoe. Vielfach besteht nur ein glasiger morgendlicher Ausfluß, verbunden mit einem geringgradigen Brennen in der Harnröhre sowie einem verstärkten Harndrang.

Nur bei massivem Keimkontakt (instrumentelle Einbringung) ist eine Ascension der Erkrankung möglich. Die Diagnose wird aus dem Kulturbefund gestellt, wobei gerade die Antibioticaresistenz dieser Keime einen auf das Antibiogramm abgestimmten Therapieplan verlangt.

Urethritis durch nichtgonorrhoische Neisseriaarten und Keime der Mimeagruppe. Ein besonderes diagnostisches, therapeutisches und auch forensisches Problem stellen die Fälle von „Pseudogonorrhoe“, hervorgerufen durch die verschiedenen anspruchslosen Neisseriaarten und Keime der Mimeagruppe dar.

Nichtgonorrhoische Neisseriaarten werden auch in der gesunden Harnröhre nicht selten angetroffen. Johnston berichtet über 43 Gonokokken-ähnliche Stämme, von denen sich bei näherer Prüfung 31 als Neisseria sicca und 12 als Neisseria flava erwiesen. Roiron fand in 4 % der Fälle bei Prostituierten Gonokokken und in 8,15 % saprophytäre Neisseriaarten. Meyer-Rohn züchtete in 3 % der Fälle aus der Harnröhre Gesunder Neisseria catarrhalis.

Diese nach Berger auch *anspruchslose Neisserien* genannten Diplokokken können eine Urethritis, eine „Pseudogonorrhoe“ verursachen. Storck, Rinderknecht, Fries und Flury (1949, 1951) hatten erstmalig festgestellt, daß eine Penicillinrestistenz der Gonokokken auf „Pseudogonokokken“ zurückzuführen war. Es gelang ihnen damals mittels Kulturverfahren und Differenzierung der verschiedenen, aus dem Anogenitalbereich gewonnenen Vertreter der Neisseriagruppe nachzuweisen, daß ein Teil dieser Keime gegenüber Penicillin bis 200mal resistenter sein kann als Gonokokken. Bei fraglicher Penicillinresistenz von „Gonokokken“, bei Verdacht auf Reinfektionen oder bei forensisch wichtigen Fällen wird die kulturelle Identifizierung der Keime verlangt. Diese Neisserien lassen sich morphologisch und fallweise auch kulturell nicht

Tabelle 2. Biochemische Differenzierung verschiedener Neisseria- und Mimeaarten (nach Svihus)

	Zuckervergärung								
	Dextrose	Saccharose	Lactose	Maltose	Laevulose	Oxydase	EMB	Citrat	
N. gonorrhoeae	+	—	—	—		+	—	—	EMB — Eosin — Methylenblauagar
N. meningitidis									
N. catarrhalis									Citrat — Citratverwertung
N. flava	+	—	—	+	+	+	—	—	
Mimea polymorpha var. oxydans	—	—	—	—	—	+	+	—	
M. polymorpha	—	—	—	—	—	—	+	—	

von diesen unterscheiden. Sie müssen im Fachlaboratorium biochemisch differenziert werden (Tab. 2).

Ihre Größe beträgt 0,6—1 μ. Sie wachsen meist schlecht auf gewöhnlichen Nährmedien und sind häufig pathogen. Einzelne Vertreter fermentieren spezifisch oxydativ wenige Kohlehydrate; Indol wird nicht produziert, Nitrate und Nitrite werden reduziert, Katalase und Cytochromoxydase in großen Mengen erzeugt. Einige Arten sind hämolytisch. Bis heute wurden über 20 Arten differenziert. Die pathogenetisch wichtigsten und am besten untersuchten Vertreter der Neisseria-Gruppe sind neben den Gonokokken die Neisseria meningitidis.

Zu den weniger anspruchsvollen Neisseriaarten gehören als Hauptvertreter Neisseria catarrhalis, Neisseria flavescens, Neisseria gigantea, Neisseria flava, Neisseria perflava, Neisseria sicca u. a. Eine Differenzierung erfolgt mit den verschiedenen Zuckervergärungspotenzen der einzelnen Neisseriaarten. Außerdem zeigen die sogenannten anspruchslosen Neisseriaarten fast durchwegs eine herabgesetzte Antibiotica-, insbesondere Penicillinempfindlichkeit (Berger, Graber u. Mitarb., Reyn, Storck u. Mitarb.; 1949, 1951; Meyer-Rohn). Durch verbesserte neue Kultur- und Transportmedien können sämtliche Neisseriaarten nach Abimpfung auch aus entlegenen Orten an Spezial-Laboratorien versandt und dort auf ihre Empfindlichkeit gegenüber Antibiotica geprüft werden.

Auf die zunehmende Bedeutung dieser Keime wurde von Conraths hingewiesen, der bei 33 von 100 männlichen Urethritispatienten eine Pseudogonorrhoe diagnostizierte. Im gramgefärbten Abstrich waren bei diesen Patienten gramnegative, meist reichlich intracellular gelagerte Diplokokken zu sehen, die echten Gonokokken, zumindest morphologisch, ähnlich waren. Mikroskopisch wurde der Verdacht auf das Vorliegen einer „Pseudogonorrhoe" durch atypische Lagerung der Keime (Neigung zu Vierergruppen), stärkerer Größenunterschiede bzw. auf Grund weniger gleichmäßiger Gramanfärbbarkeit gestellt. Kulturell fanden sich in diesen Fällen vielfach Reinkulturen anspruchsloser Neisserien, insbesondere von Neisseria catarrhalis.

Das klinische Bild war in der überwiegenden Zahl der Fälle vom üblichen Bild der Gonorrhoe abweichend. Der Fluor war statt eitrig-gelb mehr weißlich-serös. Das Gesamtbild war nicht so eindrucksvoll, die Beschwerden entsprechend geringer und der Beginn setzte fast immer schleichend ein. Bemerkenswert erscheint bei der von Conraths gegebenen Aufgliederung seiner 33 Fälle, daß bei 21 die Einweisungsdiagnose vom praktizierenden Arzt *Gonorrhoe* oder *Therapieresistente Gonorrhoe* lautete. Dadurch wird neuerdings auf die Notwendigkeit der exakten kulturellen Abgrenzung der Fälle sogenannter „therapieresistenter Gonorrhoe" besonders in *forensisch* wichtigen Fällen hingewiesen.

Keime der *Mimeagruppe* können ebenso wie Pseudogonokokken die Ursache einer nichtgonorrhoischen Urethritis sein. Die Mimeagruppe umfaßt alle Bakterien, die mikroskopisch Neisserien, insbesondere Gonokokken, Meningokokken nachahmen können. Es sind aerobwachsende gramnegative bis gramlabile Kurzstäbchen, die jedoch als gramnegative Diplokokken erscheinen (sie mimen Diplokokken), was durch die vermehrte Anfärbung der Pole der Kurzstäbchen bedingt sein soll (Svihus u. Mitarb.; Storck u. Rinderknecht). Diese Bakterien haben einen geringen Stoffwechsel und sind oft weitgehend antibiotica-, insbesondere penicillinresistent.

Erstmalig wurden 1939 von de Bord diese Mimeakeime beschrieben und 1942 von ihm in drei Typen unterteilt:

1. Mimea (M. polymorpha, M. polymorpha var. oxydans),
2. Herellea (H. vaginicola),
3. Colloides (Col. anoxydans).

Die Keime der Mimeagruppe werden gewöhnlich als *Kommensalen* angesehen. Sie besiedeln gerne Schleimhäute, insbesondere die Vagina und können bei verminderter Abwehrlage oder bei vorheriger Irritation des Besiedlungsorgans, evtl. auch iatrogen eingeschleppt, Krankheiten u. a. Urethritiden verursachen. Gegen Penicillin erweisen sich die Keime fast immer als resistent, während die Empfindlichkeit gegenüber anderen Antibiotica verschieden ist. Bei Infektionen mit Keimen der Mimeagruppe ist also in jedem Fall eine Resistenzbestimmung zu fordern, um eine gezielte Therapie durchführen zu können (Heyl u. Fischer).

Seit der Beschreibung von Svihus u. Mitarb. wird die Bedeutung von Keimen der Mimeagruppe immer wieder diskutiert.

Bisher wurden Mimeainfektionen vor allem in südlichen Breiten angetroffen, dagegen in Mitteleuropa bis jetzt nur selten beschrieben. Es muß jedoch in Zukunft auch bei uns, insbesondere bei „penicillinresistenter Gonorrhoe", an Mimeainfektionen gedacht werden (Heyl u. Fischer).

Außerdem ist anzunehmen, daß auch Keime der Mimeagruppe bei Kontakt mit einer gleichzeitig oder vorher bereits geschädigten Harnröhrenschleimhaut — etwa durch eine Gonorrhoe — leichter pathogen werden und ihrerseits eine Urethritis unterhalten.

Therapie

Eine rationelle und gezielte Chemotherapie der bakteriell bedingten nichtgonorrhoischen Urethritis ist ohne Nachweis der Krankheitserreger sowie deren Resistenzbestimmung gegenüber den Chemotherapeutica nicht möglich. Es besteht jedoch kein Zweifel darüber, daß diese Forderungen vor allem in der Praxis — aus technischen Gründen, Arbeitsaufwand, Fehlen eines Laboratoriums — häufig nicht erfüllbar sind.

Sind im Abstrichpräparat zahlreiche Bakterien mit Überwiegen einer Keimspecies nachweisbar und wurde einer Gonorrhoe ausgeschlossen, so soll mit einer antibiotischen Therapie begonnen werden. Bei Fehlen eines Kulturbefundes muß ein Präparat mit einem möglichst breiten Wirkungsspektrum gewählt werden. Solche Antibiotica sind in erster Linie Tetracycline (Terramycin, Hostacyclin, Österr.) und ihre Abkömmlinge sowie Chloramphenicol, Chloromycetin, Paraxin, Biophenicol (Österreich). Von Penicillingaben in einer Dosierung wie sie bei Gonorrhoe gegeben wird, ist abzuraten, da die als Erreger einer nichtgonorrhoischen Urethritis in Frage kommenden Keime fast immer penicillinresistent sind. Das gleiche gilt für die Anwendung von Sulfonamiden.

Um einen wirksamen Gewebsspiegel zu erreichen, sind bei Tetracyclinen und Chloramphenicol Tagesdosen zwischen 1 und 2 g angezeigt. Die Dauer der Therapie soll primär nicht unter 5 und nicht über 10 Tagen liegen.

Die Partnerin des Erkrankten ist unbedingt zu kontrollieren und bei Nachweis einer identischen Keimbesiedelung mitzubehandeln, da sonst die Möglichkeit einer Reinfektion gegeben ist.

Bestehen bei der Kontrolluntersuchung nach Abschluß der Therapie noch immer Symptome einer Urethritis, so ist eine kulturelle Abklärung der Diagnose erforderlich.

Eine ungezielte Fortsetzung der antibiotischen Therapie ist aus folgenden Gründen abzulehnen: 1. Die im Exsudat gefundenen Keime erwiesen sich gegenüber dem verabreichten Antibioticum als resistent. 2. Die nachgewiesenen Bakterien gehören zur normalen Harnröhrenflora und sind nicht die eigentlichen Krankheitserreger. Dies ist auch ein Grund, warum erhobene bakterielle Kulturbefunde kritisch zu beurteilen sind und nicht zu einer ausschließlich auf das Antibiogramm ausgerichteten Therapie führen dürfen und die Suche nach dem eigentlichen Erreger, etwa Trichomonaden, vernachlässigt wird.

Ist die bakterielle Ätiologie der Erkrankung auch kulturell gesichert und macht die Art und Empfindlichkeit der Keime eine länger dauernde antibiotische Allgemeintherapie notwendig, so muß bei der Wahl des Präparates auch auf dessen mögliche Nebenwirkungen geachtet werden.

Eine Lokaltherapie in Form von Instillationen ist nur in Ausnahmefällen nötig. Dabei sollen Antibiotica angewendet werden, die oral oder parenteral nicht oder nur selten verabreicht werden, da die Sensibilisierungsgefahr bei lokaler Gabe wesentlich höher liegt. Vor allem sollten dabei Sulfonamide, Penicillin und Streptomycin möglichst vermieden werden.

Abschließend sollen Heilmeyer u. Walter zitiert werden: Sulfonamide und vor allem Antibiotica sind keine indifferenten Heilmittel, deren Anwendung nicht immer ungefährlich ist. Mit der Wirksamkeit der Präparate wächst auch die Verantwortung des Arztes bei ihrer Anwendung. Mehr Wissen, mehr Kritik und mehr Vorsicht des „konservativen“ Arztes ist heute erforderlich als in allen vergangenen Epochen der Medizin.

Bei längerer Dauer wird an den behandelnden Arzt häufig die Frage gerichtet, ob durch die Erkrankung eine Beeinträchtigung der Zeugungsfähigkeit ausgelöst wird. Anhand von experimentellen Studien und klinischen Beobachtungen bei bakteriellen Entzündungen im Genitalbereich des Mannes haben Schirren u. Zander nachgewiesen, daß ausschließlich hämolytische Colikeime die Spermatozoenmotilität negativ beeinflussen können. Durch Staphylokokken, Streptokokken, B. pyocyaneus, Proteus vulgaris und Gonokokken wird auch bei längerem Bestehen der Infektion die Motilität der Spermatozoen nicht beeinträchtigt.

Literatur

Berger, U.: Die anspruchslosen Neisserien. Ergebn. Mikrobiol. **36**, 97 (1963).

Bord, G. G., De: Mechanisms invalidating the diagnosis of gonorrhea by the smear method. J. Bact. **38**, 119 (1939).

Conraths, H. J.: Kasuistischer Beitrag zur praktischen Bedeutung sogenannter Pseudogonorrhoe. Arch. klin. exp. Derm. **227**, 645—650 (1966).

Day, C. H., Arm, H. G.: Clinical and bacteriologic studies on nongonococcal urethritis. J. Urol. (Baltimore) **74**, 202—206 (1955).

Durel, P.: Le traitement des urétrites nongonococciques et de la trichomonas chez l'homme. Urol. Int. **9**, 306—328 (1959).

Eftimescu, N.: Über Staphylokokkenurethritis. Derm. Wschr. **154**, 30—36 (1968).

Gardner, J. C., Price, T. M. L., Southwell, N.: Cephaloridine in the treatment of urinary proteus infections. Lancet **1966 II**, 725—727.

Gould, J. C.: Environmental penicillin and penicillin resistant staphylococcus aureus. Lancet **1958 I**, 489.

Graber, C. D., Scott, R. C., Dunkelberg, W. E., jr., Dirks, K. R.: Isolation of Neisseria catarrhalis from three patients with urethritis and a clinical syndrome resembling gonorrhoea. Amer. J. clin. Path. **39**, 360 (1963).

Gürtler, J.: Therapeutische Erfahrungen mit einem neuartigen Chemotherapeuticum (Nalidixinsäure) bei gramnegativen Harnwegsinfektionen. Z. Therapie **5**, 139—150 (1967).

Harkness, A. H.: Non-gonococcal urethritis. Edinburgh: E. u. S. Livingstone Ltd.

Harkness, A. H.: Les urétrites amicrobiennes. Maroc méd. **306**, 1034 (1950); ref. Zbl. Haut- u. Geschl.-Kr. **79**, 84 (1951).

Heilmeyer, L., Walter, A. M.: Almanach für die ärztl. Fortbildung, S. 297. München: Lehmann 1956.

Heyl, U., Fischer, M.: Urethritis bei Infektionen mit Keimen der Mimea-Gruppe als Beitrag zur Differentialdiagnose der Gonorrhoe. Hautarzt **19**, 463—465 (1968).

Jung, H. D.: Probleme der Diagnostik und Therapie der akuten und chronischen unspezifischen Urethritis. Z. Urol. **59**, 865—871 (1966).

Klicka, M.: Die mikrobielle Flora der vorderen Harnröhre und ihre biologische und klinische Bedeutung. Münch. med. Wschr. **38**, 1255—1256 (1955).

Klicka, M.: Die nichtgonorrhoischen Urethritiden des Mannes. Med. Mschr. **14**, 707—711 (1960).

Kresbach, H., Luger, A.: Die Behandlung der Gonorrhoe und der nichtgonorrhoischen Harnröhrenerkrankungen. Z. Haut- u. Geschl.-Kr. **43**, 865—873 (1968).

Lejman, K., Bogdaszewska-Czahanowska, J.: Clinical and microbiological observations on non-gonococcal infections of the male and female genito-urinary tract. Brit. J. vener. Dis. **37**, 164—169 (1960).

Ludvik, W.: Urethritis-Prostatitis und pathogene Staphylokokken. Z. Urol. **57**, 39—45 (1964).

Many, P., Larribaud, J., Lapeyre, J., Teillard, J., Boutet, P., Bourgeois, H., Eliot, P.: Les urétrites staphylococciques. Bull. Soc. franc. Derm. Syph. **74**, 428—431 (1967).

Marchionini, A., Röckl, H.: Ätiologie, Diagnose, Therapie der gonorrhoischen und nichtgonorrhoischen Urethritiden. Münch. med. Wschr. **99**, 175—177 (1957).

Memmesheimer, A. M.: Die nichtgonorrhoische Harnröhrenentzündung des Mannes. In: Jadassohn: Handbuch Haut- u. Geschl.-Kr. Ergänzungswerk VI/I, S. 874. Berlin-Göttingen-Heidelberg: Springer 1964.

Metz, H.: Zur Bakteriologie, Therapie und Pathogenese nichtgonorrhoischer Harnwegsinfektionen. Münch. med. Wschr. **105**, 457 (1963).

Meyer-Rohn, J.: Nichtgonorrhoische Urethritiden. In: Gottron u. Schönfeld: Dermatologie u. Venerologie, S. 1154 ff. Stuttgart: G. Thieme 1965; Dtsch. med. Wschr. **90**, 1564 (1965).

Meyer-Rohn, J.: Die Empfindlichkeit von Neisseria gonorrhoeae und anderen Arten der Neisseria-Gruppe gegenüber Antibiotica. Arch. klin. exp. Derm. **227**, 634—637 (1966).

Meyer-Rohn, J., Lehmann, H.: „Penicillinresistente" Gonorrhoe durch Penicillinasebildner. Derm. Wschr. **142**, 1084 (1960).

Monacelli, M.: Considerazioni sulla patogenesi delle uretriti non gonococchiche. Minerva derm. **32**, 159 (1957).

Peter, M., Laszlo, I., Ujvary, E., Fazekas, B., Horvath, G., Both, I., Kiss, B.: Investigations on the etiologic diagnosis of urethritis. Derm.-Vener. (Buc.) **12**, 503—508 (1967); ref. Exc. Med. Urol. **2**, 1960 (1968).

Popchristov, P., Neytcheff, S.: Dysbacterie urétrale et urétrites dysbacteriennes. Urol. int. (Basel) **9**, 220—233 (1959).

Reyn, A.: Laboratory identification of Neisseria gonorrhea. W. H. O. (Geneva) Expert Comm. on gonococcal infections **5**, 10 (1962).

Rocha, H.: Behandlung nichtgonorrhoischer Urethritiden mit dem Laurylsulfat des Propionylesters von Erythromycin. Res. Bras. Med. **18**, 506—508 (1961); ref. Zbl. Haut- u. Geschl.-Kr. **112**, 121 (1962).

Röckl, H.: Ätiologie, Klinik und Therapie der unspezifischen Urethritis. In: Fortschr. d. prakt. Dermatologie Bd. 2, S. 276. Berlin-Göttingen-Heidelberg: Springer 1955.

Röckl, H., Nasemann, Th.: The influence of bacteria, PPLO, Cystizetes and trichomonas in the genital tract on non gonococcal urethritis. Urol. int. (Basel) **9**, 266—274 (1959).

Roland, S. I.: Bacterial flora of the male urethra in chronic non specific urethritis before and after treatment with furazone suppositories. J. Urol. (Baltimore) **96**, 331 (1966).

Roßberg, J.: Mycological diseases of male sexual organs with special respect to urethritis non gonrrohoica sive mycotica. C. S. Derm. **43**, 168—170 (1968); ref. Exc. med. Urol. **3**, 624 (1969).

Sapuppo, A.: Le inibine urinarie nelle uretriti non gonococchiche. Minerva derm. **32**, 212 (1957).

Schirren, C., Zander, H. A.: Genitalinfektionen des Mannes und ihre Auswirkung auf die Spermatozoenmotilität. Med. Welt (Stuttg.) **17**, 45 (1966).

Söltz-Szöts, J.: Zum Problem der unspezifischen Urethritis. Wien. med. Wschr. **111**, 705—706 (1961).

Söltz-Szöts, J.: Aspects cliniques et sociaux des maladies vénériennes et des maladies génitaux. Proph. sanit. morale **43**, 106—112 (1970).

Söltz-Szöts, J., Thurner, J.: Zum Problem der gonorrhoischen und postgonorrhoischen Urethritis. Wien. med. Wschr. **117**, 1030—1033 (1967).

Steppert, A.: Die nichtgonorrhoischen Entzündungen des männlichen Genitale. Z. Haut- u. Geschl.-Kr. **39**, 1—110 (1965).

Storck, H., Rinderknecht, P.: Mikrobiologie der Neisseria-Gruppe. Arch. klin. exp. Derm. **227**, 623—630 (1966).

Storck, H., Rinderknecht, P., Flury, E.: Über Penicillinresistenz von Gonokokken, „Pseudogonokokken“ und Staphylokokken. Dermatologica (Basel) **103**, 243 (1951).

Storck, H., Rinderknecht, P., Fries, K.: Beitrag zur Frage des kulturellen Gonokokkennachweises, der „Pseudogonokokken“ und der Gonorrhoe-Penicillinresistenz. Dermatologica (Basel) **99**, 305—320 (1949).

Stovbum, F. I., Schclar, I. I.: Microflora of nongonorrheal urethritis in man. Vestn. Derm. Vener. **37**, 38—43 (1963).

Svihus, R. H., Lucero, E. M., Mikolajczyk, R. J., Carter, E. E.: Gonorrhea-like syndrome caused by penicillin-resistant Mimea. J. Amer. med. Ass. **177**, 121 (1961).

Weber, B.: Die klinische Bedeutung der normalen Harnröhrenflora. Z. Urol. **48**, 236—240 (1955).

Willcox, R. R.: Researches in aetiology of nonspecific urethritis. Brit. med. J. **1954**, **I**, 13—15.

Willcox, R. R.: Erythromycin in the treatment of nongonococcal urethritis. Brit. J. vener. Dis. **44**, 157—159 (1968).

II. Die Trichomonadenurethritis

Von den drei beim Menschen vorkommenden Trichomonadenarten (T. vaginalis, T. bucalis und T. intestinalis) kommt ausschließlich Trichomonas vaginalis — wie Inoculationsversuche gezeigt haben — eine pathogene Bedeutung für den Urogenitaltrakt zu.

Bereits im Jahre 1836 von Donné beschrieben, galt diese Art zunächst ausschließlich als Parasit des weiblichen Geschlechts, der unter bestimmten Bedingungen zu verschiedenen Krankheitserscheinungen führt. Erst 1894 konnte Marchand auch beim Mann sein Vorkommen nachweisen.

Dies führte dazu, daß sich zunächst ausschließlich Gynäkologen mit diesem Problem beschäftigten. Venerologen und Urologen schenkten bis zur Mitte dieses Jahrhunderts diesem Parasiten kaum Beachtung.

Erst in den letzten 20 Jahren wurde die große Bedeutung von Trichomonas vaginalis für die nichtgonorrhoische Urethritis erkannt. In diesem Zusammenhang soll besonders auf die grundlegenden Arbeiten von Bauer sowie Durel u. Mitarb. hingewiesen werden. Auch zahlreiche Kongresse und Symposien wählten die klinische Bedeutung von Trichomonas vaginalis als Hauptthema (Monaco, 1954; Reims, 1955; Montreal, 1959 u. a.).

Auf Grund der Ergebnisse von Selbstversuchen (Westphal) und Übertragungsexperimenten (Bauer, Feo u. Mitarb. Rodecurt, Trussel u. Plass) sowie verschiedenen epidemiologischen Faktoren kam man am internationalen Symposium in Reims zu der Schlußfolgerung, daß Trichomonas vaginalis bei beiden Geschlechtern eine urogenitale Erkrankung hervorrufen kann. Man wählte für diese die Bezeichnung *Trichomoniasis*. Die von Bauer vorgeschlagene Benennung Trichomoniasis urogenitalis dürfte zwar das Krankheitsbild besser abgrenzen, jedoch wird, um Unklarheiten und Komplikationen in der Nomenklatur zu vermeiden, die international akzeptierte Bezeichnung *Trichomoniasis* verwendet.

Morphologie und Biologie

Trichomonas vaginalis gehört zu den größten beim Menschen vorkommenden Protozoenarten. Die Länge reicht von 8—45 μ, ihre Breite von 10—18 μ. Die Größe ist vom Entwicklungsstand abhängig. Die Form ist oval bis rund; sie kann sich aber auf Grund örtlicher Verhältnisse erheblich ändern und amöboid erscheinen. Chrakteristisch ist der große Zellkern, der in der Nähe

des Körperrandes liegt. Dazwischen befindet sich eine Gruppe von Basalkörnern. Von diesen gehen 5 Geißeln aus (je 2 davon paarig). 4 davon sind nach vorne und eine nach hinten gerichtet, die durch eine undulierende Membran mit dem Körper verbunden ist (Scultety u. Mitarb.) (Abb. 1, s. S. 82).
Ortsveränderungen werden infolge der spiraligen Bewegungen und Windungen der Flagellen vollzogen. Die an einer Seite der Zelle ziehende, relativ kurze undulierende Membran, die von einer Basalfibrille („Costa") begleitet wird, erscheint in der Bewegung wie ein gleichmäßig rotierendes Zahnrad. Dadurch gelingt es, Trichomonas vaginalis nativ von anderen Protozoenarten zu unterscheiden (Piekarsky). Die Zelle durchzieht ein Achsenstab, der meist über das Zellende hinausragt und nach Piekarsky eine gestalterhaltende Bedeutung haben dürfte. Neben dem Zellkern findet sich ein länglicher Parabasalapparat, der nicht immer deutlich darstellbar ist. Diese Strukturelemente lassen sich lichtoptisch bei Anwendung geeigneter Färbemethoden, aber auch im Dunkelfeld relativ leicht erkennen.
Elektronenoptisch zeigt der Flagellat sein mikrogranuliertes Cytoplasma von einer doppelten periplastischen Membran umgeben. Der exzentrisch sitzende Zellkern ist relativ arm an Caryoplasma, hat gelegentlich Nucleolen, ist ebenfalls von einer porigen doppelten Membran umgeben. Der Golgi-Apparat und das endoplasmatische Reticulum (Palade) bestehen aus einem reticulären System. Während Ludvik Mitochondrien nachweisen konnte, war dies Perju und Petrea nicht möglich. Im Cytoplasma sind vacuolige Bläschen erkennbar. Der parabasale juxtanucleäre Körper ist pfeifenförmig und enthält Aggregate von Nucleinsäure. Der Halte- und Bewegungsapparat umfaßt vier fibrilläre Peitschen (von denen jede aus 10 Paaren tubulären Fibrillen besteht), die undulierende Membran, den Achsenstab und die rippenförmigen Fibrillen mit ihrer kollagenartigen Streifung (Perju u. Petrea) (Abb. 2, s. S. 82).
In der Literatur wurden immer wieder atypische Formen (Cysten) beschrieben, die durch ihre Persistenz als Ursache einer therapieresistenten Trichomoniasis angesehen werden. Bisher konnte jedoch ihre Natur als Dauerformen nicht bewiesen werden und zahlreiche namhafte Protozoenforscher lehnen ihre Existenz ab (Bauer, 1954).
Die *Vermehrung* erfolgt durch Längs- oder Mehrfachteilung, wobei multiple Teilungsstadien in vitro häufiger als in Vaginal- und Urethralabstrichen gefunden werden. Die dabei zu beobachtenden relativ großen runden Zellen, die sich mit Hilfe eines Geißelapparates und ihrer undulierenden Membran bewegen, stellen echte vegetative Formen und keineswegs Trichomonascysten dar (Piekarsky).
Die *Ernährung* erfolgt durch Osmose und Phagocytose, wobei Stärkekörner und Bakterien in „Nahrungsvacuolen" gefunden werden können.
Gegenüber *Austrocknung* und *Hitze* (über 47° C) ist der Parasit sehr empfindlich. Abkühlung führt zu Abrundung und bringt die Beweglichkeit rasch zum

Erlahmen. Unter bestimmten Kulturbedingungen bleibt jedoch die Vermehrungsfähigkeit erhalten. Trichomonas vaginalis kann durch langsames Abkühlen auf minus 79° C konserviert werden und behält nach vorsichtigem Auftauen unter bestimmten Kautelen seine Infektiosität und Beweglichkeit (Lumsden u. Mitarb.).

Die optimale Vermehrungstemperatur liegt um 37° C, das pH-Optimum zwischen 5,4 und 6,0.

In der Natur freilebende Trichomonadenarten sind nicht bekannt.

Die Überlebenszeiten von Trichomonas vaginalis außerhalb des menschlichen Körpers und außerhalb von Kulturmedien, etwa im Spül- und Badewasser, Harn, Vaginalsekret, Handtüchern, Kontaktgegenständen u. a. wurde mehrmals untersucht. Die dabei gewonnenen Ergebnisse schließen eine extragenitale Infektion bei der Frau, wenn auch nur unter günstigen Umständen, nicht aus (Burgess, Durel, Jirovec u. Peter, Kessel u. Thompson, Laakso, Scultety und Mitarb., Whittington).

Pathogenese

Trichomonas vaginalis kann nur mittel- oder unmittelbar von einem anderen mit Trichomonas infizierten Menschen stammen. Die Übertragung erfolgt beim Mann ausschließlich, bei der Frau fast immer durch den Geschlechtsverkehr. Wenn man als Charakteristikum einer Geschlechtskrankheit ihre, in der Regel durch sexuellen Kontakt, erfolgte Übertragung betrachtet, müßte man nach Bauer die Trichomoniasis als Geschlechtskrankheit bezeichnen. Im Hinblick auf die den Laien schockierende Wirkung dieses Terminus, wurde am Symposium in Reims 1957 die Bezeichnung „venerische Parasitose“ gewählt. Aus forensischen Gründen empfiehlt es sich im Gespräch mit dem Patienten den Ausdruck „Geschlechtskrankheit“ zu vermeiden. Der Arzt sollte trotzdem die Infektion primär als eine durch den Geschlechtsverkehr übertragbare Erkrankung auffassen. Dies bedeutet Untersuchung und Behandlung der Geschlechtspartner.

Trichomonaden sind obligat pathogen, sobald sie in die männliche Harnröhre gelangen und sich dort vermehren (Röckl u. Nasemann). Die Tatsache, daß es beim Mann nach Kontakt mit einer infizierten Partnerin nicht immer zum Manifestwerden der Erkrankung kommt, zeigt jedoch, daß Trichomonaden spezielle Bedingungen brauchen, um sich in der männlichen Harnröhre ansiedeln zu können (Durel, Lezinski u. Kilczewski, Watt u. Jennison, Willcox).

Folgende Faktoren begünstigen das Angehen der Infektion:

1. Wiederholter Kontakt mit einer infizierten Partnerin.
2. Eine vorangegangene Schädigung der Schleimhaut (mechanisch, chemisch, mikrobiell).
3. Eine gleichzeitige acquirierte Gonorrhoe.

Häufigkeit

Entsprechend dem Übertragungsmodus liegt das Lebensalter der an einer Trichomonadeninfektion erkrankten Männer innerhalb der Periode der größten sexuellen Aktivität, nämlich zwischen dem 3. und 4. Lebensjahrzehnt. Über die Häufigkeit dieser Erkrankung liegen von Bauer genaue Untersuchungen vor.

Es muß darauf hingewiesen werden, daß die Zahl der Erkrankungen mit a) den geographischen Gegebenheiten, b) den sozialen Umständen, c) der jeweils angewandten Untersuchungsmethode in Zusammenhang steht.

Nach Durel und nach Söltz-Szöts besteht bei etwa 12 Prozent der männlichen Urethritispatienten eine Trichomoniasis.

Klinik

Die Trichomonadenurethritis verläuft akut oder subakut-latent: chronische Formen und Komplikationen haben in den letzten Jahren ihre Bedeutung weitgehend verloren.

Die akute Form. Nach einer Inkubationszeit von 5—10 Tagen bilden sich Symptome aus, die einer Gonorrhoe ähnlich sein können. Es besteht Brennen im Bereich der Harnröhre sowie ein massiver Ausfluß. Das Exsudat ist im Gegensatz zu Gonorrhoe weißlich und dünnflüssiger. Gelegentlich ist auch eine mäßiggradige Balanitis nachzuweisen. Im Abstrichpräparat finden sich neben dem Erreger und einer mehr oder minder ausgeprägten bakteriellen Mischflora massenhaft Leukocyten und gelegentlich Erythrocyten. In der 2-Gläser-Probe ist die erste Harnportion trübe. Endoskopisch lassen sich an der Urethralschleimhaut kleinfleckige Ecchymosen nachweisen. Weiters können als Begleitsymptome eine Hämatospermie, Ejaculatio praecox, mitunter eine Hämaturie sowie Potenzstörungen festgestellt werden

Die subakute Form. Der Verlauf entspricht einer symptomarmen Urethritis, die sogar in manchen Fällen unbemerkt bleibt. Es besteht oft nur ein geringgradiges morgendliches oder sich sonst nur nach längerer Miktionspause ausbildendes Exsudat, das milchig-wäßrig, selten dünnflüssig-eitrig ist. Gelegentlich wird von dem Patienten ein mäßiger Juckreiz im Bereich der Harnröhre angegeben. Im Abstrichpräparat sind zumeist nur ganz wenige Erreger nachweisbar. Fast immer besteht gleichzeitig eine massive Mischflora, die oft zum Nichterkennen der Trichomoniasis führt. Im Vergleich zur akuten Form sind nur eine geringe Anzahl von Leukocyten, jedoch zahlreiche Epithelzellen zu finden. In der 2-Gläser-Probe ist nur die erste Portion getrübt. In dieser lassen sich neben anderen Elementen Flocken erkennen, an welche die Trichomonaden angelagert sind. Urethroskopisch sind an der Schleimhaut umschriebene granuläre Entzündungsherde sowie weißliche Beläge erkennbar. Auch bei der subakuten Form der Trichomonadenurethritis wird gelegentlich eine klinisch uncharakteristische Balanitis beobachtet.

Komplikationen

Chronische Infektionen mit Mitbeteiligung der Adnexorgane werden seit der Einführung des Metronidazol in die Therapie der Trichomoniasis und durch eine verfeinerte gezielte Diagnosestellung immer seltener beobachtet, kommen jedoch fallweise noch vor. An der II. Wiener Universitäts-Hautklinik wurden in den letzten Jahren nur bei 2 (2,15 Prozent) von 98 Patienten, die an einer Trichomoniasis erkrankt waren, chronische Formen nachgewiesen (Bauer, Keutel, Jira, Kostic, Slucki, Iljin).

Bei längerem Bestehen der Infektion können die Erreger ascendieren. Bei chronisch rezidivierenden Urethritiden, die fast immer symptomarm verlaufen, nur gelegentlich akut exacerbieren, sollte man — nach Ausschluß einer herpetischen Urethritis (Söltz-Szöts) — an die Möglichkeit einer Infektion mit Trichomonaden denken. Dabei ist besonderes Augenmerk auf das Mitbefallensein der Prostata zu richten, da die Vorsteherdrüse bei ascendierenden Infektionen meist befallen wird (nach Bauer in 30 bis 40 Prozent der Fälle). Charakteristisch für die durch Trichomonaden ausgelöste *Prostatitis* ist der negative Palpationsbefund. Im Prostataexprimat finden sich reichlich Leukocyten. Eine akute Form dürfte nur in Ausnahmefällen durch Trichomonaden zustande kommen (Dettmar).

Ein Befall der Samenblase ist möglich, jedoch klinisch kaum von Bedeutung.

Bei weiterer Ascension kann es zur akuten, subakuten oder chronischen *Epididymitis* kommen.

Diese verläuft im allgemeinen afebril und geht mit einer mäßig schmerzhaften, manchmal auch völlig schmerzlosen Schwellung des befallenen Nebenhodens einher. Häufig ist dabei der Funiculus als Ausdruck einer begleitenden Samenstrangentzündung zu tasten (Dettmar). Verschiedentlich war es möglich, in exstirpierten Nebenhoden Trichomonaden nachzuweisen.

Aufgrund negativer bakterieller Befunde muß angenommen werden, daß das Trichomonas urogenitalis allein eine Epididymitis mit allen sich daraus ergebenden Konsequenzen hervorrufen kann.

Balanitiden werden, wie bereits erwähnt, manchmal im Rahmen einer Trichomonadeninfektion beobachtet. Ob durch Protozoen hervorgerufen oder bereits präexistent durch diese nur unterhalten, ist noch nicht entschieden.

Die früher relativ häufig beschriebenen Strikturen sind sicher nicht durch den Erreger oder eine bestehende bakterielle Begleitflora, sondern ausschließlich durch die Lokalbehandlung bedingt.

Die chronischen Formen der Trichomoniasis mit ihren Komplikationen waren bis vor einigen Jahren therapeutisch kaum zu erfassen.

Fertilität

Durch den Kontakt mit Trichomonas vaginalis sollen Spermatozoen ihre Beweglichkeit verlieren und so Ursache für eine sekundäre Infertilität sein (Argenziano u. Mitarb., Bank). Im Gegensatz zu diesen Angaben steht die Mitteilung von Shapira (1965), der keine Veränderung der Spermiogenese in bezug auf Menge, Beweglichkeit sowie Morphologie der Spermatozoen feststellen konnte.

Nachweismethoden

Der Trichomonadennachweis aus der männlichen Harnröhre ist schwierig und gelingt im Nativprimärpräparat, welches im abgeblendeten Hellfeld oder im Dunkelfeld, in seltenen Fällen unter dem Phasenkontrastmikroskop begutachtet wird. Die Diagnose kann auch aus gefärbten Abstrichen gestellt werden. Oft ist der Nachweis nur durch die Kultur möglich. Als zu untersuchendes Material dient Harnröhrengeschabsel aus dem mittleren Teil der Urethra, Harnsediment oder Prostataexprimat.

Das Erkennen im Nativpräparat stößt meist auf keine Schwierigkeiten, da sowohl die Form als auch die Bewegung der Geißeln und der undulierenden Membran typisch sind. Wenn die sofortige Untersuchung eines Nativpräparates nicht möglich ist, empfiehlt sich die Färbung des fixierten Sekrettropfens nach Giemsa. Dabei erscheint das Plasma der Trichomonaden intensiv blau, Kern, undulierende Membran und Geißeln rot-violett. Andere in der Trichomonadendiagnose angewandte Färbemethoden sind: Trichromfärbung nach Ladewig sowie die Hämatoxylinfärbung nach Heidenheim.

Um einen exakten Erregernachweis beim Mann zu erbringen, müßte jedoch routinemäßig eine Kultur angelegt werden, um so mehr, wenn bei dringendem Verdacht auf Trichomoniasis kein Nachweis im Nativpräparat gelingt. Zwar können auch mit dem Kulturverfahren diese Flagellaten nicht immer zur Vermehrung gebracht werden, jedoch gelingt der Nachweis häufiger als im Nativ- oder gefärbten Präparat (Keutel, Kokoschka u. Mitarb., Piekarsky). Als Nährboden dienen eiweißreiche Substrate (Sera) unter Zusatz von Reisstärke. Von den sehr zahlreich angegebenen Modifikationsarten haben sich die nach Dobel u. Laidlaw, Westphal, Whittington sowie nach Jirovec u. Rodova am meisten bewährt. Im Laboratorium der II. Wiener Univ. Hautklinik wird seit Jahren ein nach Roiron modifizierter Trichomonadennährboden mit Erfolg verwendet.

Therapie

Mit der Einführung der Metronidazol-Therapie war ein Wendepunkt in der früher ziemlich langwierigen und oft erfolglosen Behandlung der Trichomoniasis beider Geschlechter gekommen. In der Weltliteratur erschien in den letzten 25 Jahren eine kaum mehr überschaubare Anzahl von Publikationen, die übereinstimmend über die ausgezeichnete Wirkung dieses Präparates berichteten. In der Folge wurden fast alle früheren Behandlungsmethoden aufgegeben. Es soll versucht werden, einen kurzen Überblick über die moderne

Therapie der Trichomoniasis mit Metronidazol zu geben. Es wird an dieser Stelle auf die Übersichtsarbeiten von Bauer, Brehm u. Mitarb., Durel, Röckl u. Mitarb. sowie Wiesner u. Fink hingewiesen.

Metronidazol, ein Imidazolabkömmling (1-B-(Hydroxyäthyl)-2-methyl-5-nitro-imidazol), ist unter den Bezeichnungen Flagyl, Clont (BRD), „Metronidazol“ (Österreich), Trichex (Österreich) u. a. im Handel erhältlich.

Das Präparat wurde 1957 von Jacob, Regnier und Crisan entdeckt, im Tierversuch durch Cosar und Julou (1959) erprobt und erstmalig von Durel und Mitarb. (1959) zur Behandlung der urogenitalen Trichomoniasis angewandt. Es hatte sich beim Tier (Mäuse, Ratte, Hund) als hochgradig trichomonazid erwiesen, war gleichzeitig gut verträglich und zeigte keinen negativen Einfluß auf die Döderleinschen Bakterien. Beim Menschen ist es nach oraler Zufuhr im Serum und Harn nachweisbar und ermöglicht dadurch eine rasche Heilung der Infektion bei Mann und Frau. Seit dieser Zeit wird Metronidazol auf der ganzen Welt bei der Behandlung dieser Erkrankung verwendet.

Dosierung. Folgende Behandlungsschemata werden beim Mann empfohlen:

1. 250 mg morgens und abends, durch 10 Tage oder
2. 250 mg morgens, mittags und abends durch 6²/₃ Tage (20 Tbl.).

Eine Herabsetzung der Tagesdosis ist nicht ratsam. Die Behandlungsdauer kann in Ausnahmefällen verkürzt werden, darf aber nicht unter 5 Tagen liegen.

Vielfach wird bei der Frau, einem Sicherheitsbedürfnis Rechnung tragend, geraten, gleichzeitig mit der oralen Therapie 500 mg des Präparates lokal zu applizieren. Mit dieser Behandlung gelingt es in über 90 Prozent der Fälle sowohl beim Mann als bei der Frau die Erkrankung zur Abheilung zu bringen (Übersicht bei Brehm u. Mitarb.).

„Therapieversager“ sind fast immer auf Reinfektionen zurückzuführen. Die Trichomoniasis verläuft beim Mann oft symptomarm und bleibt deshalb manchmal unbemerkt. Da der Erregernachweis oft nicht gelingt, empfiehlt es sich, bei positivem Befund der Frau, um Reinfektionen zu vermeiden, den Partner mitzubehandeln.

Eine echte Resistenz auf Metronidazol dürfte es bis jetzt nicht geben. Obwohl es anscheinend möglich ist — wenn auch unter großen Schwierigkeiten — resistente Stämme in vitro zu züchten, geschieht dies unter Bedingungen, die sich nicht auf die praktische Klinik übertragen lassen. Metronidazol wirkt nicht auf Begleitkeime und damit auch nicht auf eine gleichzeitig bestehende Urethritis anderer Ätiologie.

Bei Therapieversagern kann die Kur nach einer 4—6wöchigen Pause wiederholt werden. Manchmal ist es notwendig, 750 mg als Tagesdosis durch 10 Tage zu geben, um eine Heilung zu erzielen.

Nebenwirkungen. Beschwerden seitens des Magen-Darmtraktes in Form von Aufstoßen, Brechreiz, Druckgefühl im Epigastrum sowie Diarrhoe sind möglich. Als Allgemeinsymptome werden manchmal Kopfschmerzen, Schwindel und Schlafstörungen angegeben. Weitere Nebenwirkungen können sein: Schwarzverfärbung der Zunge (mit und ohne Pilzbefall), Candidacolpitis bei der Frau, Harnverfärbung sowie allergische Exantheme. Nebenwirkungen (außer allergischen Manifestationen) werden häufiger bei einer höher als 500 mg liegenden Tagesdosis beobachtet.

Blutbildkontrollen sind bei einer längerdauernden Therapie angezeigt, obwohl bisher nur in seltenen Fällen eine temporäre Verminderung der Leukocytenzahl beobachtet wurde. In den ersten drei Schwangerschaftsmonaten soll das Präparat nicht angewendet werden.

Literatur

Argenziano, G., De Luca, M., Ross, A.: Rapporti fra trichomoniasis ed infertilità maschile. Minerva derm. **42**, 388—390 (1966).

Bank, E. B.: Die Rolle des durch Trichomonas infizierten Sperma in der Infertilität. Zbl. Gynäk. **88**, 566—569 (1966).

Bauer, H.: Mikroskopischer Nachweis der manifesten und latenten Trichomoniasis urogenitalis beim Mann. Urol. int. (Basel) **9**, 154 (1959).

Bauer, H.: Trichomonadeninfektion, In: Gottron-Schönfeld: Handbuch Derm. u. Venerologie 1/2, S. 1359—1375. Stuttgart: Thieme 1962.

Bauer, H.: Gegenwartsfragen zur urogenitalen Trichomoniasis des Menschen, zugleich eine kritische Betrachtung des neueren Schrifttums. Z. Tropenmed. Parasit. **14**, 86 (1963).

Bauer, H.: Die urogenitale Trichomoniasis des Mannes im Lichte der Monographien. Derm. Wschr. **46**, 96 (1965).

Brehm, H., Lamina, J., Manakas, K.: Zur Therapie der Trichomoniasis. Med. Welt (Stuttg.) **1963**, 241.

Burgess, J. A.: Trichomonas vaginalis infection from splashing in water closets. Brit. J. ven. Dis. **39**, 248—250 (1963).

Cosar, C., Julou, L.: Activité de l'(hydroxy-2-ethyl)-l methyl-2-nitro-5-imidazole (8823 R. P.) vis á vis des infections éxperimentales à trichomonas vaginales. Ann. Inst. Pasteur **96**, 238 (1959).

Dettmar, H.: Unspezifische Infektionen der Geschlechtsorgane und der Harnröhre. In: C. Alken: Handbuch Urol. IX/1, S. 253—301. Berlin-Göttingen-Heidelberg: Springer 1964.

Dobell, C., Laidlaw, L.: Trichonährböden. Parasitology London 1934, 26, 531, Cit. L. Hallmann, Bakteriologie u. Serologie, III. Aufl., S. 505. Stuttgart: G. Thieme 1961.

Donné, A.: Animalcules observé dans les matieres purulentes et le produit des sécrétions des organes genitaux de l'homme et de la femme. C. R. Acad. Sci. (Paris) **3**, 385 (1936).

Durel, P.: Trichomoniasis — Metronidazole. In: A. Luger: Current problems in Dermatology 2 — Antibiotic treatment of veneral diseases. pp. 141—155. Basel-New York: Karger 1968.

Durel, P., Roiron, V., Siboulet, A., Borel, L. J.: Essai d'un Antitrichomonas dérivé de l'Imidazole (8823 R. P.). C. R. Soc. franç. Gynéc. **293**, 36—39 (1959).

Feo, L., Rakoff, G., Stabler, A. E.: Inoculations of intestinal and vaginal trichomonas into the human vagina. Amer. J. Obstet. Gynec. **42**, 276 (1941).

Iljin, I. I.: Genitale und extragenitale Komplikationen der Trichomoniasis bei Männern. Derm. Wschr. **154**, 294—300 (1968).

Jacob, A., Regnier, G., Crisan, C.: Nitromidazol alkohols and acylderivates. Chem. Abstr. **55**, 1657 (1961).

Jira, J.: The diagnosis of male trichomoniasis. CSI. Derm. **36**, 364—372 (1961). ref. Zbl. f. Haut- u. Geschl.-Kr. **112** (1962).

Jirovec, A., Peter, R.: Über die Resistenz der Trichomonaden gegen einige Umweltfaktoren. Schweiz. Z. Path. Bakt. **11**, 146 (1948).

Jirovec, U., Rodova, H.: Über die Züchtung der Trichomonaden und Parasitologie. Zbl. Bakt. I. Orig. **145**, 351 (1939/40).

Kessel, J. F., Thompson, C. F.: Surviral of Trichomonas vaginalis in vaginal discharge. Proc. Soc. exp. Biol. (N. Y.) **74**, 755 (1950).

Keutel, H. J.: Ascendierende Trichomoniasis beim Manne. Z. Urol. **48**, 492—499 (1955).

Keutel, H. J.: Trichomonase, eine durch den Geschlechtsverkehr übertragbare Parasitose. Hautarzt **10**, 212 (1959).

Kokoschka, E., Söltz-Szöts, J., Thurner, J.: Untersuchungsergebnisse bei an Gonorrhoe erkrankten Prostituierten. Z. Haut- u. Geschl.-Kr. **47**, 423 (1972).

Kostic, P.: La parasitose du trichomonas en taut que probleme social. Arch. Un. med. balkan (Bukarest) **4**, 755—758 (1966), ref. Zbl. Haut- u. Geschl.-Kr. **123**, 298 (1966).

Laakso, L.: A source of infection of trichomoniasis. Suom. Lääk.-L. **19**, 2345—2347 (1964).

Lezinski, J., Kilczewski, W.: In c. P. XXV Ass. Generale de l'Union internationale contre le Péril Vénérien et les Treponematoses (Munich) 1967.

Ludvik, J.: The study of the cell-morphology of Trichonomas foetus (Riedmüller) with the electron microscope. Acta Soc. Zool. Bohemoslov **18**, 189 (1954).

Lumsden, W. H. R., Robertsin, D. H. H., McNeillage, G. T. C.: Isolation, cultivation, low temperature preservation and infectivity titration of trichomonas vaginalis. Brit. J. vener. Dis. **42**, 145—154 (1966).

Perju, A., Petrea, I.: Elektronenmikroskopie des Flagellaten Trichomonas vaginalis Donné. Derm. Vener. (Buc.) **8**, 403—412 (1963); ref. Zbl. Haut- u. Geschl.-Kr. **118**, 87 (1965).

Piekarsky, G.: Trichomonas vaginalis Donné 1837, ein Parasit des Urogenitalapparates des Menschen. Kritische Betrachtung zur Morphologie und Biologie. Ther. Ber. **34**, 108—113 (1962).

Röckl, H., Borelli, S., Hardieck, L.: Behandlung mit dem Imidazolpräparat Clont bei Trichomoniasis des Menschen. Dtsch. med. Wschr. **86**, 1130 (1961).

Röckl, H., Nasemann, Th.: The Influence of Bacteria, PPLO, Cystiz. and Trichomonas in the Genital Tract on non gonococcal Urethritis. Urol. int. (Basel) **9**, 226—274 (1959).

Rodecurt, M.: Die tägliche gynäkologische Sprechstunde, 2. Aufl., S. 77. Leipzig: Thieme 1942.

Scultety, S., Simon, L., Korpassy, A.: Aktuelle Fragen der urogenitalen Trichomoniasis des Mannes. Z. Urol. **60**, 311—316 (1967).

Shapira, H. E.: Studies on metronidazole (Flagyl) in the therapy of urogenital Trichomoniasis in the male patient. J. Urol. **93**, 303—306 (1965).

Slucki, L.: Nebenhodenentzündung im Verlauf der Trichomoniasis. Z. Urol. **57**, 813—816 (1964).

Söltz-Szöts, J.: Aspects cliniques et sociaux des maladies vénériennes et des maladies des organes genitaux a la deuxieme clinique dermatologique de Vienne. Proph. sanit. morale **42**, 106—111 (1970).

Trussel, R. E., Plass, O. D.: The pathogenicity and physiology of a pure culture of trichomonas vaginalis. Amer. J. Obstet. Gynec. **40**, 883 (1940).

Watt, L., Jennison, R. F.: Clinical evaluation of metronidazole. Brit. med. J. **1960**, 902—905.

Westphal, A.: Zur Morphologie, Biologie und Infektionsfähigkeit der viergeißeligen Trichomonasarten des Menschen. Zbl. Bakt. **137**, 363 (1936).

Wiesner, K., Fink, H.: Wirksamkeit und Nebenwirkungen von Metronidazol in der Therapie der Trichomoniasis. Fortschr. Arzneim.-Forsch. **9**, 362—391 (1966).

Willcox, R. R.: Epidemiological aspects of human trichomoniasis. Brit. J. vener. Dis. **36**, 167—174 (1960).

Whittington, M. J.: The survival of trichonomas vaginalis at temperature below + 37 Grad C. J. Hyg. (Lond.) **49**, 400 (1951).

Whittington, M. J.: Epidemiology of infections with trichomonas vaginalis in the light of improved diagnostic methods. Brit. J. vener. Dis. **33**, 80—91 (1957).

Tagungsberichte:

Les Urétrites non-gonococciques: Paris: Masson 1957. (Symposium über die nichtgonorrhoischen Harnröhrenentzündungen, Monaco 1954). — Les Infestations a Trichomonas: Paris: Masson. 1958 (Symposium International sur les Infestations a Trichomonas, Reims 1957). — I. Kanadisches Symposium über nichtgonorrhoische Urethritis und menschliche Trichomoniasis, Montreal, 1959, Gynaecologia, Vol. 149, Suppl. (1960).

III. Pilzinfektion

1. Hefepilze

Hefepilzinfektionen der männlichen Urethra haben in den letzten Jahren stark an Bedeutung gewonnen. Mit überwiegender Mehrheit ist es die Candida albicans, die Sproßpilzerkrankungen im Genitalbereich hervorruft. Es können sich aber auch andere Candidaarten wie C. tropicalis, C. pseudotropicalis, C. crusei, seltener Torulopsis und Trichosporum, vereinzelt sogar Rhodotorula in der Urethra ansiedeln (Shevlyakov, Söltz-Szöts, Thurner). Der Häufigkeit wegen werden alle diese Infektionen vielfach als Soormykosen bzw. als Candidamykosen bezeichnet und in der folgenden Abhandlung wird auch diese Bezeichnung beibehalten.

Klinik

Bei der Candida-Urethritis können klinisch zwei Formen unterschieden werden. Die häufiger anzutreffende *subakute Form,* die subjektiv außer Juckreiz in der Harnröhre, gelegentlichem Brennen beim Urinieren und geringgradigem morgendlichem Ausfluß relativ symptomarm verläuft, sowie die seltenere *akute Form,* die mit massivem eitrigem, gelegentlich auch hämorrhagischem Ausfluß, starkem Harndrang sowie Schmerzen im Terminalbereich der Urethra einhergeht (Siboulet, Söltz-Szöts u. Thurner). Reinkulturen von Candida albicans werden bei der Urethritis fast nie gefunden. Im Exsudat sind häufig gleichzeitig Bakterien und Trichomonaden, in Einzelfällen das Herpes simplex-Virus anzutreffen.

Bei der klinischen Inspektion findet man bisweilen, daß die Urethralschleimhaut feste membranöse Beläge aufweist (Meyer-Rohn). Vielfach bietet sich urethroskopisch jedoch nur das übliche Bild eines entzündlichen Prozesses, ohne daß Auflagerungen erkennbar wären (Shevlyakov). Die Erkrankung bleibt beim Manne fast immer auf die pars anterior der Harnröhre beschränkt. In seltenen Fällen jedoch ist eine Ascension möglich, wobei Blase, Ureteren sowie das Nierenbecken mitergriffen sein können. Eine Prostatitis und Epididymitis werden kaum beobachtet (Coutts, Janke). Sind Blase und ascendierende Harnwege mitergriffen, kommt es zu Pollakisurie, terminaler Hämaturie bzw. Nierenkolik. Cystoskopisch finden sich an der Blasenschleimhaut Zeichen einer diffusen Entzündung mit kleinsten, disseminiert stehenden

Papeln. Membranöse Beläge werden nur in Einzelfällen angetroffen (Sauer u. Netzer). Bei Mitbeteiligung der Ureteren sieht man an der Einmündung derselben ein Ödem sowie eine umschriebene Infiltration. Die Uretrographie zeigt eine Dilatation, die sich bis in das Nierenbecken fortsetzen kann (Olanescu u. Mitarb.).

Pilznachweis

a) Direktpräparat: Exsudat- oder Harnröhrengeschabsel wird mittels einer Öse aus dem mittleren Drittel der Harnröhre entnommen, auf einen Objektträger gebracht, nach Gram gefärbt und im Immersionssystem betrachtet. Werden Sproßpilze gefunden, so läßt sich aus dem Ausstrichpräparat kein Anhalt dafür gewinnen, ob es sich um Candida albicans oder um einen anderen Hefepilz handelt. Ein negatives Direktpräparat schließt einen Befall mit C. albicans nicht aus, da erfahrungsgemäß eine schüttere Keimbesiedelung sich durch dieses Verfahren schwer erfassen läßt. Für einen sicheren Nachweis und eine Differenzierung ist eine kulturelle Untersuchung unerläßlich, um so mehr, als gefärbte Präparate noch zusätzliche Verwechslungsmöglichkeiten bieten (Koch, Rieth u. Rüther).

b) Kulturverfahren: Material wird wie beim Direktpräparat entnommen und in flüssigen Sabouraud-Agar gebracht oder, wie von Koch u. Mitarb. empfohlen, auf Kimmig-Agar oder Bierwürze. Auf diesen Nährböden vermehren sich Sproßzellen relativ rasch. Zur genaueren Abklärung zwischen Candida albicans und anderen Hefepilzarten hat sich ein Reis-Agar ausgezeichnet bewährt (diese Methode wird von Rieth, Ito u. Schirrren auch angegeben). Bei Vorliegen von Candidapilzen erfolgt die weitere Differenzierung derselben in der bunten Reihe. Die grobe klinische Diagnose Candida albicans könnte daher sogar von einem in der Praxis tätigen Arzt gestellt werden, wenn er Reis-Agar zur Verfügung hat.

Häufigkeit und Pathogenese

Wurde früher die Candida-Urethritis nur in Ausnahmefällen und dann fast ausschließlich bei älteren Menschen mit Diabetes oder resistenz-vermindernden Allgemeinerkrankungen angetroffen (Gottron, Musger), so ist in den letzten Jahren eine Zunahme der Candidainfektionen im Genitalbereich, besonders bei jungen Paaren, zu beobachten. Die Zahlen über die Häufigkeit dieser Erkrankung schwanken zwischen 0,5 und 15 Prozent aller Fälle nichtgonorrhoischer Urethritis (Ilyin, Lejmann u. Bogdaszewska-Czahanowska, Rossberg, Peter u. Mitarb., Söltz-Szöts u. Thurner, Siboulet).

Ilyin (1959)	0,5 %	Peter u. Mitarb. (1967)	3,16 %
Lejmann u. Mitarb. (1961)	1,2 %	Söltz-Szöts u. Thurner (1969)	4,85 %
Rossberg (1968)	1,4 %	Siboulet (1964)	15 %

Für die zunehmende Bedeutung der Candida-Urethritis sind mehrere Faktoren verantwortlich:

Der Kontakt mit dem Erreger erfolgt beim Mann fast ausschließlich durch Geschlechtsverkehr (Jung, Meyer-Rohn). Nur in Einzelfällen können Candidahefen auch aus der extragenitalen Umgebung auf das Genitale übergreifen, eine Balanitis hervorrufen, von der ausgehend die Pilze leicht in die Harnröhre gelangen. Eine Candida-Urethritis im Rahmen einer generalisierten Candidiasis ist nahezu unbekannt.

Nach Koch, Rieth u. Rüther sind folgende Möglichkeiten des Erregerbefalls gegeben: 1. Akzidenteller Befall mit apathogenen Hefen, 2. akzidenteller Befall mit pathogenen Hefen, 3. Befall durch Hefen als Nosoparasiten, die sich unter geeigneten Bedingungen bei Fehlen von Antagonisten vermehren, 4. Sekundärinfektion durch pathogene Hefen, 5. Primärinfektion durch Hefen.

Da zwar viele verschiedene, morphologisch kaum oder gar nicht unterscheidbare Hefen auf Haut und Schleimhäuten anzutreffen sind, jedoch nur ein Teil davon imstande ist, Krankheitserscheinungen primär oder sekundär hervorzurufen (Kalkoff), kann von einer Candidamykose erst gesprochen werden, wenn eine Übereinstimmung des kulturellen Befundes mit dem klinischen Bild besteht. Ein gehäufter Erregerkontakt ergibt sich durch eine deutliche Zunahme der durch Candida albicans bedingten Fälle von Vulvovaginitis. Auch in eigenen Untersuchungen konnte gezeigt werden (Söltz-Szöts u. Thurner), daß bei Frauen, die die Klinik wegen eines bestehenden Fluors aufsuchten, ein Anstieg der Candidainfektionen von 15 Prozent (1953) auf 23 Prozent (1968) nachzuweisen war. Die Ursachen dafür sind neben den seit langem als auslösend bekannten Faktoren (Gravidität, Diabetes) im steigenden Verbrauch von Ovulationshemmern zu suchen, die das Manifestwerden der Candidainfektion erleichtern können. Dies dürfte mit der Wirkung der oralen Kontrazeptiva auf den Kohlenhydratstoffwechsel zusammenhängen, die den durch eine Schwangerschaft bedingten Veränderungen ähnlich sind.

Auch Grin u. Mitarb. beschrieben bei 52 Prozent der Frauen, die Ovulationshemmer einnahmen, bei anfänglich negativem Befund in den folgenden Monaten das Auftreten einer Candidainfektion. Auf die Bedeutung der Ovulationshemmer für das Manifestwerden einer Soorkolpitis wurde auch von Catterall (1966, 1969), Grimmer, Korte u. Behler sowie Wynn u. Doar u. a. hingewiesen. Als Entstehungsursache für die Vaginalmykose wurde in den letzten Jahren Infektionen vom Darm her, der gehäufte Gebrauch von Sulfonamiden und antibiotischen Substanzen angeschuldigt. Vor allem Breitspektrumantibiotica (Lawrence, Kärcher, Littlewood), aber auch Corticosteroide (Rieth) sollen einen nicht unbedeutenden Einfluß haben. Besonders rasch entwickelt sich die Vaginalmykose nach lokaler Antibioticaanwendung (Korte u. Behler, Söltz-Szöts u. Thurner) sowie nach Gaben von kohlenhydrathaltigen Fluormitteln (Jann). Spitzbart berichtet über 55 Frauen, bei welchen im Anschluß an eine Sulfonamid- bzw. Antibioticabehandlung wegen einer bak-

teriellen Infektion der Scheide eine Vaginalmykose auftrat. Besonders häufig werden Soormykosen nach lokaler Anwendung von Neomycin und Oxytetracyclinen beobachtet. Es wird vielfach empfohlen, diese Präparate nur gleichzeitig mit einem Antimycoticum anzuwenden (Landes).
Weiterhin wird im Schrifttum auf die Entwicklung einer Soorkolpitis im Anschluß an die Metronidazol-Behandlung des Trichomonadenfluors hingewiesen (Alteras u. Mitarb., Grimmer, Raab). Durch die Beseitigung der Trichomonaden soll das bestehende mikrobielle Gleichgewicht verändert werden, welches zu einer Vermehrung und dem Pathogenwerden der Hefepilze führt.
Infolge der Candida albicans-Besiedelung des weiblichen Genitales — die Pilze können saprophytär wie pathogen vorkommen — kommt eine große Anzahl von Männern durch den Geschlechtsverkehr ständig mit diesen Keimen in Kontakt, ohne an einer Urethritis zu erkranken. Musger konnte darauf hinweisen, daß auch im Harn gesunder Männer C. albicans gefunden wird. Es können daher Hefepilze bei normalen Schleimhautverhältnissen als nicht obligat pathogen für die männliche Urethra angesehen werden. Candida albicans kann sich in der männlichen Urethra nur dann vermehren, wenn neben dem Kontakt mit dem Erreger auch andere begünstigende Momente gegeben sind (Koch u. Mitarb., Söltz-Szöts, Thurner), wie anatomische Besonderheiten, Art und Zahl der Kohabitationen, hygienische Maßnahmen u. a. Prädisponierend wirken weiterhin resistenzvermindernde Erkrankungen sowie das Vorliegen eines Diabetes mellitus. Eine weitere Vorbedingung für den Beginn einer Infektion ist neben dem Kontakt mit dem Erreger eine durch Traumen, Bakterien (besonders häufig N. gonorrh.), Trichomonaden oder Viren irritierte Schleimhaut.
In den letzten 4 Jahren wurde bei eigenen Untersuchungen in 43 Fällen eine Candidainfektion der männlichen Harnröhre diagnostiziert. Der Beweis für eine echte Candida-Urethritis konnte durch den positiven Pilzbefund sowie das Ansprechen auf eine antimykotische Behandlung erbracht werden. Eine Übersicht dieser Fälle zeigt das komplexe Geschehen dieser Erkrankung (Tab. 3, s. S. 31). Nur in 8 Fällen war es möglich, Candida in Reinkultur oder in Kombination mit saprophytären Keimen (Staphylococcus albus) zu züchten. Bei dreien bestand gleichzeitig ein Diabetes oder eine resistenzvermindernde Grunderkrankung. 17mal wurde die Diagnose während oder nach einer Gonorrhoe gestellt. Bei 12 Patienten fand sich außerdem eine Besiedelung der Urethra mit für den Urogenitaltrakt pathogenen Keimen, wie E. coli, B. pyocyaneus, Staph. aureus. In 17 Fällen war ein Trichomonadennachweis möglich, 4 Patienten litten gleichzeitig an einem rezidivierenden Herpes der Urethra. Vierzehnmal konnte als Terrainbereiter der Mykose eine Doppelinfektion mit diesen Erregern diagnostiziert werden, wobei die Kombination Gonorrhoe und Trichomonaden (in 9 Fällen) überwog. In 15 Fällen war die Erkrankung unter langdauernder Behandlung mit Antibiotica etwa auf Grund einer nicht diagnostizierten Trichomonadeninfektion (10 Fälle) aufgetreten.

In 28 Fällen konnten die Partnerinnen der Erkrankten ebenfalls untersucht werden. Bei allen Frauen gelang der Nachweis einer Candidabesiedelung der Vagina, davon wiesen 21 ausgeprägte Symptome einer mykotischen Vulvovaginitis auf, während in 7 Fällen die Candidainfektion unbemerkt verlief.

Therapie

Die Behandlung der Candidiasis, insbesondere der Candida-Urethritis, hat durch Einführung fungistatischer Präparate, wie Nystatin und Trichomycin in die Lokaltherapie eine Wandlung erfahren und hat die bisher geübte Anwendung von Farbstoffen in den Hintergrund gedrängt.

Das Mittel der Wahl bei der Behandlung der Candida-Urethritis ist *Nystatin*, welches 1950 von Hazen u. Brown aus Kulturfiltraten des Streptomyces noursei isoliert wurde. Nystatin ist ein amphotäres Tetraen mit einem Mycosamin-Anteil; die Struktur ist noch nicht völlig aufgeklärt. Die Summenformel beträgt C 46-47 H 73-75 O 18 N, der ein Molekulargewicht von etwa 950 entspricht (Walter u. Heilmeyer). Der Wirkungsbereich liegt bei experimentellen Befunden gegenüber Candida albicans und anderen Typen bei 3,1—7,8 IE/ml (Drouhet, Dobias u. Hazen). Resistent sind Bakterien im grampositiven und gramnegativen Bereich, Aktinomyceten, Viren und die meisten Protozoen, außer Leishmania donovani. Nystatin wirkt fungistatisch, bei Erhöhung der Konzentration in Abhängigkeit vom pH-Wert fungizid. Nystatin ist nur zur Lokaltherapie für mykotische Haut-, Schleimhaut- und Gastrointestinalinfektionen geeignet, da nach oralen Gaben normaler Dosen praktisch keine Resorption stattfindet.

Bei der Behandlung der Candida-Urethritis haben sich tägliche Instillationen von 100 000 E Nystatin (Mycostatin, Österr.) durch etwa zwei Wochen bewährt. Das Präparat wird in wässeriger Suspension mittels eines Katheters unter sterilen Kautelen in die Harnröhre gebracht, wobei die Patienten — um eine möglichst lange Verweildauer zu gewährleisten — angewiesen werden, nach Möglichkeit einige Stunden nicht zu urinieren. Die Suspension muß jeweils vor der Instillation frisch angefertigt werden, da das Präparat in wässeriger Suspension wenig stabil ist (Carlson u. Snyder). Als weiteres Präparat bei der Candida-Urethritis muß noch das *Trichomycin* (Trichonat, Österreich) erwähnt werden, dessen Indikationsbereich weitgehend dem des Nystatin entspricht.

Da der Kontakt mit dem Erreger bei Candidainfektionen im Genitalbereich des Mannes fast ausschließlich durch den Geschlechtsverkehr erfolgt, muß, um Rezidive zu vermeiden, die Partnerin unbedingt mitbehandelt werden. Bei der Lokaltherapie der vaginalen Candidiasis sind ebenfalls Nystatin (Mycostatin, Österr.), Trichomycin (Trichonat, Österr.), Pimaricin (Pimaricin, Österr.) sowie Phenylyhdrargicum boricum (Merfen, Österr.) als Mittel der Wahl anzusehen. Jedoch kann die Infektion bei der Frau sowohl durch den Geschlechtsverkehr durch Schmierinfektionen als auch über den Gastrointestinaltrakt erfolgen (Smith, Taubert u. Martin, Akhmedova, Kruschitz). Es empfiehlt sich daher, gleichzeitig neben einer Lokaltherapie Nystatin auch per os zu verabreichen.

Wie schon oben erwähnt, wird die Candida-Urethritis beim Mann nur in seltenen Fällen allein durch den Kontakt mit dem Erreger ausgelöst, sie manifestiert sich auch im Rahmen einer anderen genitalen Infektion. Bei Bestehen einer Pilzinfektion der Harnröhre muß daher unbedingt auf das Vorliegen von Begleitkeimen geachtet werden und diese sowohl beim Patienten als auch bei dessen Partnerin entsprechend behandelt werden.

2. Fadenpilze

Die gesunde Urethra wird fast nie von Fadenpilzen befallen. Nur in Ausnahmefällen kann es bei Reizzuständen zu einem Haften der Erreger kommen. Befunde von Schimmelpilzen wie von Dermatophyten sind mit Zurückhaltung zu bewerten und haben zumeist nur sekundäre Bedeutung (Auckland u. Preston, Harkness). In sehr seltenen Fällen kann eine nichtgonorrhoische Urethritis durch Fadenpilze verursacht sein. So berichtet Fekete über eine von der Urethra ausgehende mykotische Prostatitis, hervorgerufen durch Schimmelpilze.

Tabelle 3. Untersuchungen bei Männern mit Candida-Urethritis

Zahl	Diabetes resistenzvermindernde Erkrankung	postgon.	pathogene Bakterien	Trichomonaden	Herpes simplex	langdauernde Antibiotikagabe
5	—	—	—	—	—	—
3	+	—	—	—	—	—
4	—	+	—	—	—	—
4	—	+	+	—	—	—
4	—	+	—	+	—	—
5	—	+	—	+	—	+
2	—	—	+	—	—	—
3	—	—	+	—	—	+
1	—	—	+	+	—	—
2	—	—	+	+	—	+
2	—	—	—	+	—	—
3	—	—	—	+	—	+
2	—	—	—	—	+	—
2	—	—	—	—	+	+
42	3	17	12	17	4	15

3. Strahlenpilze

Aktinomyceten können durch masturbatorische Manipulationen (Kornähren, Strohhalme, Grashalme) in die Urethra gelangen und sich dort ansiedeln (Meyer-Rohn). Therapeutisch hat sich eine Penicillintherapie bewährt (täglich 1 Mio.! E einen Monat hindurch verabreicht), wobei im Anschluß daran Sulfonamide durch längere Zeit gegeben werden sollen. Auch durch alternierende Gaben von Tetracyclinen und Erythromycin konnten gute Erfolge erzielt werden.

Literatur

Akhmedova, K. H.: Ways of introduction of candida fungi into female genitalia. Vestn. Derm. Vener. **39**, 55—58 (1965).

Alteras, I., Grigoriu, D., Lazar, M., Porojan, I., Gavrilescu, M.: Accidents à candida des traitements par le Flagyl. Dermatologica (Basel) **131**, 309—314 (1965).

Auckland, G., Preston, W. J.: Non specific urethritis. Is mycotic infection important? Brit. J. vener. Dis. **30**, 81 (1954).

Carlson, J. R., Snyder, J. W.: Candida albicans: Plate Assy of Nystatin. Antibiot. and Chemother. **9**, 139 (1959).

Catterall, R. D.: Candida albicans and the contraceptive pill. Lancet **1966 II**, 830.

Catterall, R. D.: The diagnosis of vaginal discharge. WHO/VDT/69; 363.

Coutts, W. E.: zit. bei Fekete.

Dobias, B.: Hazen, E. L.: Nystatin. Chemotherapia **3**, 108 (1961).

Drouhet, E.: II. Intern. Symposium, Chemotherapy I, 21 (1963).

Fekete, Z.: Mycotic prostatitis. Urol. int. (Basel) **9**, 247 (1959).

Gottron, H.: Soorurethritis. Zbl. Haut- u. Geschl.-Kr. **63**, 346 (1940).

Grimmer, H.: Candidamykosen. Zbl. Haut- u. Geschl.-Kr. **43**, 943—948 (1968).

Grin, E., Karlovac, K., Softic, A.: Vaginal candidosis after administration of contraceptive pills. Med. Glas **21**, 368—370 (1968), ref. Zbl. Haut- u. Geschl.-Kr. **124**, 472 (1968).

Harkness, A. H.: Non-gonococcal urethritis. Edinburgh: E. u. S. Livingstone Ltd., 1950.

Ilyin, I. I.: Mycotic urethritis in men. Urologija (Mosk.) **24**, 41—45 (1951), ref. Zbl. Haut- u. Geschl.-Kr. **105**, 248 (1960).

Janke, J.: Penicillinbedingte Krankheitserscheinungen an Haut, Schleimhaut, Prostata und Nebenhoden nach Sensibilisierung durch hefeartige Pilze (Gruppe Candida). Derm. Wschr. **125**, 523—534 (1962).

Jann, R.: Soorinfektion des weiblichen Genitale. Geburtsh. u. Frauenheilkunde. **12**, 931 (1952).

Jung, H. D.: Probleme der Diagnostik und Therapie der akuten und chronischen unspezifischen Urethritis. Z. Urol. **59**, 865—871 (1966).

Kärcher, K. H.: In: Jadassohn's Handbuch der Haut- u. Geschl.-Kr. Ergänzungsband IV/4, Berlin-Göttingen-Heidelberg: Springer, 1963.

Kalkoff, K. W.: Zur Kenntnis der Candidamykose. Münch. med. Wschr. **100**, 957 (1958).

Koch, H., Rieth, H., Rüther, E.: Beitrag zur Diagnose, Klinik und Therapie der genitalen Candidamycosen. Hautarzt **10**, 393—397 (1959).

Korte, W., Behler, R.: Pathologie und Klinik der Vaginalmykose. II. Das zytologische Bild der Vaginalmykose. Fortschr. Med. **84**, 539—542 (1966).

Kruschitz, S.: Die Behandlung der Vaginalmykose mit Ovitrol. Dtsch. Gesundh.-Wes. **20**, 1225—1227 (1965).

Landes, E.: Der Fluor vaginalis aus dermatologischer Sicht. Hautarzt **19**, 558—559 (1968).

Lawrence, J.: Vaginal moniliasis after tetracyclin therapy. Amer, J. Obstet. Gynec. **90**, 374 (1964).

Lejmann, K., Bogdaszwewska-Czahanowska, J.: Clinical and microbiological observations on non-gonococcal infections of the male and female genitourinary tract. Brit. J. vener. Dis. **37**, 164—169 (1961).

Littlewood, J. M.: Candida infection of the urinary tract. Brit. J. Urol. **40**, 293 bis 305 (1968).

Lubbers, G. J.: Candida vaginitis and orale Antikonzeptiva. Ned. T. Geneesk. **112**, 641—646 (1968).

Meyer-Rohn, J.: Nichtgonorrhoische Urethritiden. In: Gottron-Schönfeld, Dermatologie u. Venerologie, Bd. V/2. Stuttgart: Georg Thieme 1965.

Musger, A.: Therapie der nichtgonorrhoischen Urethritis beim Mann. Arch. klin. exp. Derm. **213**, 784—793 (1961).

Olanescu, Ch., Streija, M., Zaharia, Z.: Infections fungiques de l'appareil urinaire. J. Urol. méd. chir. **62**, 771—779 (1956).

Peter, M., László, I., Ujváry, E., Fazekas, B., Horvath, G., Both, I., Kiss, B.: Investigations on the etiologic diagnosis of urethritis. Derm. vener. (Buc.) **12**, 503—508 (1967), ref. Exc. Med. Urol. **2**, 1960 (1968).

Raab, W.: Zur Behandlung der Trichomonadeninfektion. Ther. Gegenw. **108**, 967—977 (1969).

Rieth, H.: Candida Balanitis und Candida Fluor nach längerem Einnehmen oraler Kontrazeptiva. Mykosen **10**, 151—152 (1967).

Rieth, H., Ito, K., Schirren, C.: Japan-Reis in der Hefediagnostik. Hautarzt **9**, 36—38 (1958).

Rossberg, J.: Mycological diseases of male sexual organs with special respect to urethritis non-gonorrhoica sive mycotica. CS. Derm. **43**, 168—170 (1968), ref. Exc. med. Urol. **3**, 624 (1969).

Sauer, H. R., Netzer, V. R. T.: Thrush infection of the urinary bladder. J. Urol. **59**, 38 (1948).

Shevlyakov, L. V.: On mycotic urethritis in men. Vestn. Derm. Vener. **36**, 46—49 (1962), ref. Zbl. Haut- u. Geschl.-Kr. **113**, 192 (1963).

Siboulet, A.: La candidose uro-génitale, Extrait des «Entretiens de Bichat Médecine» 1964.

Smith, A. S., Taubert, H. D., Martin, C. W.: The news of trichomycin in the treatment of vulvo vaginal mycosis in pregnant woman. Amer. J. Obstet. Gynec. **87**, 455—462 (1963).

Söltz-Szöts, J.: Komplikationen der Antibiotikabehandlung bei spezifischer und unspezifischer Urethritis. Zbl. Haut- u. Geschl.-Kr. **34**, 315—318 (1963).

Söltz-Szöts, J., Thurner, J.: Sproßpilzinfektionen des männlichen und weiblichen Genitale. Zbl. Haut- u. Geschl.-Kr. **44**, 545—548 (1969).

Spitzbart, H.: Schwierigkeiten bei der Behandlung der Vaginalmykose. Mykosen **11**, 617—618 (1968).

Walter, A., Heilmeyer, L.: Antibiotika-Fibel, 3. Aufl. Stuttgart: Georg Thieme 1969.

Wynn, V., Doar, J. W. H.: Some effects of oral contraceptives on carbohydrats metabolism. Lancet **1966 II**, 715.

IV. PPLO (Pleuropneumonia like Organisms) Mycoplasmen

PPLO (Mycoplasmen) werden als auslösendes Agens einer nichtgonorrhoischen Urethritis in den letzten Jahren immer wieder diskutiert.

Definition

Nach Schlossberger wird in der Pleuropneumoniegruppe eine Anzahl sehr kleiner parasitärer und saprophytärer Mikroorganismen nach morphologischen und physiologischen Gesichtspunkten mit dem Erreger der Pleuropneumonie des Rindes zusammengefaßt. Sie passieren, wie Viren, bakteriendichte Filter, wachsen jedoch im Gegensatz zu diesen ausnahmslos auch auf unbelebten Nährböden. Wenngleich sie also keine obligaten Zellparasiten darstellen, so vermehren sich doch die krankmachenden Arten in ihrem spezifischen Wirtsorganismus fast immer intracellulär.

Allgemeines

Im Jahre 1898 beschrieben Nocard u. Roux unter Mitarbeit von Borrel, Salimbessi und Dujardin-Beaumetz die Pleuropneumonia contagiosa bovis, eine damals in Europa sehr verbreitete Tierseuche, als deren Erreger sie ein Virus annahmen. Zwei Jahre danach konnte der Erreger auf Nährböden gezüchtet werden (Dujardin-Beaumetz, 1900). Er wurde «Mikrobe de la peripneumonie» oder später als PPO (-Pleuropneumonia organism) bezeichnet und ließ sich in keine der bekannten Bakteriengruppen einordnen. In der Folge wurden weitere ähnliche Mikroorganismen sowohl als Krankheitserreger bei Tieren als auch als Saprophyten gefunden. Sie wurden als PPLO (Pleuropneumonia like organisms) und neuerdings auf Vorschlag von Freundt (1956) als Mycoplasmen bezeichnet. Beim Menschen wurden PPLO erstmals 1937 von Dienes u. Edsall aus dem Absceß einer Bartholinischen Drüse isoliert. Weitere Berichte über Isolierung von Mycoplasmen aus dem Genitaltrakt, Mundhöhle und Pharynx folgten, wobei zunächst die gezüchteten PPLO vielfach als Saprophyten angesehen wurden.

Züchtung

Da die Mycoplasmen im mikroskopischen Präparat keine eindeutig geformten Elemente darstellen, ist die Identifizierung nur kulturell möglich (Meyer-Rohn). Die Züchtung gelingt relativ einfach auf Nährböden mit hohem Proteingehalt

(Röckl, Nasemann u. Stettwieser, Morton). Dabei ist es gleichgültig, ob Ascites oder verschiedene tierische Seren (Pferd, Rind) verwendet werden. Ein Zusatz kleiner Mengen von Glucose kann bei der ersten Isolierung helfen. Ein pH-Wert von 7,6—8.0 erweist sich als günstig. Eine Übersicht der zur Zeit gebräuchlichen Züchtungsmedien finden sich bei Flamm u. Mitarb.

Man erkennt nach 2—6tägiger Bebrütung bei 37° am Nährboden makroskopisch kaum sichtbare Kolonien, deren Durchmesser zwischen 10 und 600 μ schwanken. Deutlicher sichtbar werden die Kolonien mit der Agar-Färbemethode nach Dienes mit Alkohol-Azur-Methylenblaulösung. Isolierte Kolonien zeigen entweder ein tiefblau gefärbtes, granulierendes brustwarzenähnliches Zentrum und eine zarte, schwächer gefärbte periphere Zone mit einheitlichen dunklen Granula oder ein vacuolenartiges schaumähnliches, wie aus zahlreichen Ballons zusammengesetztes Netzwerk. Dabei sitzen die Kolonien nicht an der Oberfläche, sondern wachsen in den Nährboden hinein, wobei das Zentrum tiefer als die Randpartien liegt.

Auf der Chorionallantois-Membran und im Dottersack vermehren sich die PPLO ebenfalls.

Mikroskopisch sieht man im Abklatschpräparat von Kolonien die verschiedenartigsten Gebilde: kleinste Körnchen, Ringe, Bläschen verschiedener Größe, Granula von kokkoider, diplokokkoider oder kokkobacillärer Form (Röckl, Saint-Martin u. Mitarb.).

Pathogenese

Die Isolierung dieser Mikroorganismen aus dem menschlichen Urogenitaltrakt hat die Aufmerksamkeit auf die Ätiologie der nichtgonorrhoischen Urethritis gelenkt. Die in den letzten Jahren immer wieder diskutierte Frage, ob den PPLO im Urogenitaltrakt des Menschen eine Pathogenität zukommt, hat noch keine einheitliche Antwort gefunden. Dienes u. Mitarb., Klieneberger-Nobel, Ford u. Du Vernet treten für die Pathogenität der Mikroplasmen im menschlichen Urogenitaltrakt ein. Auch Sheppard u. Mitarb. (1964, 1966) sowie O'Connor u. Mitarb. nehmen die PPLO und von diesen einen besonderen Stamm (T-Stamm — dieser wächst in kleinen Kolonien — T für tiny) als Erreger nichtgonorrhoischer Urethritiden an.

Flamm u. Mitarb. sowie Ludvik u. Mitarb. untersuchten bei 133 Patienten mit einer chronischen Urethritis oder Prostatitis und 44 Kontrollpersonen ohne nachweisbare Erkrankung des Urogenitaltraktes, das Urethral- und Prostatasekret auf PPLO. Während Mycoplasmen bei den erkrankten Personen in 16,3 Prozent der Fälle zu finden waren, betrug die Häufigkeit bei der Kontrollgruppe nur 4,8 Prozent. Nach diesen Autoren kommt für die Infektion der Urethra und Prostata in erster Linie die Übertragung durch den Geschlechtsverkehr in Frage, wobei die PPLO als Erreger einer chronischen Urethritis oder Prostatitis angesehen werden, doch sind im Gegensatz zu einer Geschlechtskrankheit weder Infektion noch Ausbildung einer Entzündung obligat.

Eine andere Reihe von Autoren hält die PPLO für harmlose Saprophyten des Urogenitaltraktes und lehnt ihre pathogene Rolle bei der Auslösung einer nichtgonorrhoischen Urethritis ab (Joiras, Diem, Melén u. Linnros, Harkness, Csonka u. Furness).

Röckl u. Nasemann untersuchten insgesamt 758 Personen und zeigten, daß der prozentuelle Unterschied der positiven PPLO-Befunde bei Gesunden und Patienten mit einer nichtgonorrhoischen Urethritis bzw. mit einer Gonorrhoe nicht signifikant ist. Auffallend bei diesen Untersuchungen ist das häufige Vorkommen von PPLO im weiblichen Genitaltrakt. 61 Prozent von 198 gesunden Frauen hatten PPLO im Cervicalsekret. Von 54 weiblichen Gonorrhoe-Fällen zeigten 72 Prozent PPLO im Cervicalsekret und bei 31 Prostituierten wurden in 74 Prozent der Fälle PPLO im untersuchten Sekret gefunden. Bei 31 Kindern ließen sich im nichterkrankten Urogenitaltrakt in 4 Fällen (12,9 Prozent) und bei 11 Mädchen mit Vulvovaginitis in 3 Fällen PPLO nachweisen. Im Selbstversuch gelang es nicht, mit zehn verschiedenen PPLO-Stämmen in der Urethra eine Vermehrung der Mycoplasmen zu erreichen.

Auch von Black u. Rasmussen konnte anhand von 125 Patienten mit nichtgonorrhoischer Urethritis oder Gonorrhoe und 150 männlichen Kontrollpersonen kein signifikanter Unterschied im Befall mit klassischen PPLO oder T-Stämmen festgestellt werden. Es wurde sogar ein prozentuell höherer Befall mit Mykoplasmen bei den gesunden Kontrollpersonen gefunden.

Andere Autoren halten die Bedeutung der PPLO für nicht entschieden (Kind, Klika, Nazarro, Ruiter u. Wendtholt). Horoszewicz stellt die spezifische Bedeutung der Keime für die nichtgonorrhoische Urethritis in Frage, da diese nicht nur bei dieser Erkrankung, sondern auch bei entzündlichen Veränderungen in anderen Organen (Mundhöhle) zu finden sind. Auch von Ford u. Du Vernet sowie von Ingham u. Mitarb. wird die Frage der Pathogenität offengelassen und eine Erklärung für die Bedeutung der Keime bei der nichtgonorrhoischen Urethritis in Stammunterschieden oder einer möglichen Allergie den Mycoplasmen gegenüber diskutiert. Eine endgültige Klärung über die Bedeutung der PPLO wird sicher die nächste Zeit bringen. Es ist jedoch als wahrscheinlich anzusehen, daß es neben pathogenen auch apathogene PPLO-Stämme gibt, die durch ein geändertes Milieu — wie auch bei anderen mikrobiell bedingten Formen der nichtgonorrhoischen Urethritis (etwa durch gleichzeitigen Gonorrhoe- oder Trichomonadenbefall) — pathogen werden können und ihrerseits eine nichtgonorrhoische Urethritis unterhalten.

Klinik

Als Symptome einer reinen PPLO-Infektion mit negativem bakteriologischem und Trichomonadenbefund finden sich nach Ludvik u. Mitarb. bei der Erkrankung der Urethra die verschiedensten Formen des Ausflusses. Sie reichen vom morgendlichen Tropfen bis zu heftigen, den ganzen Tag anhaltenden serös eitrigen Sekretionen mit Brennen beim Urinieren und Schmerzen in der Glans.

Eine durch PPLO ausgelöste Prostatainfektion äußert sich in ziehenden Beschwerden in der Dammgegend und Leistenregion sowie Druckschmerz der Hoden. Der rectale Tastbefund reicht von unauffälliger, weicher, indolenter Prostata bis zur vergrößerten, unebenen, narbig derben und druckschmerzhaften Drüse. Die Lymphocytenwerte liegen zwischen 400 000 und 40 Millionen mit einem Mittelwert von 6,3 Mio/ml.

Therapie

PPLO sind gegen Penicillin resistent, sprechen jedoch auf Tetracycline gut an. Empfohlen wird durch 10 Tage tgl. 1 g eines Tetracyclinpräparates (Terramycin, Hostacyclin, Österr.). Die T-Stämme erweisen sich besonders gegenüber Erythromycin (Erycinum, Ilosone, Österr.) gut empfindlich.

Literatur

Black, F. T., Rasmussen, O. G.: Occurence of T-strains and other Mycoplasmata in nongonococcal urethritis. Brit. J. Ven. Dis. **44**, 324—330 (1968).

Chanock, R. M., Mufson, M. A., James, W. D., Bloom, H. H., Forsyth, B.: Recovery of PPLO of atypical pneumonia on artificial agar medium. Proc. Soc. exp. Biol. (N. Y.) **110**, 543—547 (1962).

Csonka, G. W., Furness, G.: A study of the aetiology of nongonococcal urethritis and Reiter's disease. Brit. J. vener. Dis. **36**, 181 (1960).

Diem, E.: Aphorismen zur Urethritis simplex. Dermatologica (Basel) **105**, 239 (1952).

Dienes, L., Edsall, J.: Observations on the L-organismus of Klieneberger. Proc. Soc. exp. Biol. (N. Y.) **36**, 740—744 (1937).

Dienes, J., Ropes, M. W., Smith, W. E., Madoff, S., Bauer, W.: Exc. Med. IV/1, 1948 — Documenta Geigy: wissenschaftl. Tabellen 1960, 6. Auflage, Basel.

Dujardin-Beaumetz, E.: Le microbe de la peripneumonie et la culture. Thèse de Paris, Octave Doin. Paris 1900.

Flamm, H., Sachdev, K. S., Ludwik, W., Janisch, H., Niebauer, G.: Urogenitalinfektionen durch PPLO (Mycoplasmen). Wien. klin. Wschr. **79**, 161—164 (1967).

Ford, D. K., Du Vernet, M.: Genital strains of human pleuropneumonia like organisms. Brit. J. vener. Dis. **39**, 18—20 (1963).

Freundt, E. A.: Occulence and aetiology of Mycoplasma species (pleuro-pneumonia like organisms in the male urethra). Brit. J. vener. Dis. **32**, 188 (1956).

Herderschée, D.: An improved medium for the cultivation of the Eatonagend, Vol. 29, pp. 154—156. Amsterdam: Leuvenhoek, 1963.

Horoszewicz, J.: Incidence of pleuropneumatica like organisms (PPLO) in man. Brit. J. vener. Dis. **37**, 183—186 (1961).

Ingham, H. R., Mac Farlane, W. V., Hale, J. H., Selkon, J. B., Codd, A. A.: Controlled study of the prevalence of T-strain mycoplasmata in males with non gonococcal urethritis. Brit. J. vener. Diss. **42**, 269—271 (1966).

Joiras, E.: Les uréthrites «non specifiques». Rev. med. Liège **11**, **13**, 377 (1956).

Klieneberger-Nobel, E.: Pleuropneumonia like organisms (PPLO) Mycoplasmataceae. Monographie. London-New York: Academic Press, 1962.
Ludvik, W., Sachdev, K. S., Flamm, H.: Urogenitalinfektionen durch PPLO. Wien. klin. Wschr. 79, 180—183 (1967).
Melén, B., Linnros, B.: Pleuropneumonia like organisms in cases of non gonococcal urethritis in man. Acta derm.-venerol. (Stockh.) **33**, 77 (1952).
Morton, H. E., Smith, P. F., Leberman, P. R.: The cultivation of pleuropneumonia like organisms from the human genitourinary tract with reference to their possible venereal transmission. Amer. J. Syph. **35**, 14 (1951).
Nocard, E., Roux, E. R.: Le microbe de peripneumonie. Ann. Inst. Pasteur **12**, 240 (1898).
O'Connor, J. J., Shupley, A., Bowman, S. J.: T-strain mycoplasma in nonspecific urethritis. Med. J. Austral. **55**, 794—796 (1968); ref. Exc. med. Urol. **3**, 339 (1969).
Röckl, H.: Ätiologie, Klinik und Therapie der unspezifischen Urethritis. In: Fortschritte prakt. Dermat., Bd. 2, 5, 276. Heidelberg: Springer 1955.
Röckl, H.: The influence of bacteria, PPLO, Cystizetes and Trichomonas in the genital tract of non gonococcal urethritis. Urol. int. (Basel) **9**, 266 (1959).
Röckl, H.: Bakterien und pleuropneumatic-ähnliche Organismen und ihre Bedeutung für die nichtgonorrhoische Urethritis. Arch. klin. exp. Derm. **213**, 19 (1961).
Röckl, H., Nasemann, Th.: Die pleuropneumonie-ähnlichen Organismen und ihre Bedeutung für die unspezifische Urethritis. Zbl. Bakt. I Orig, **165**, 313 (1956).
Röckl, H., Nasemann, Th., Stettwieser, E.: Pathogenität der Pleuropneumonia ähnlichen Organismen. Hautarzt **5**, 340—348 (1954).
Saint-Martin, M., Desranleau, J. M., Sylvestre, L.: Technique courante pour l'isolement de PPLO dans le tractus uro-génital. Urol. int. (Basel) **9**, 283 (1959).
Schloßberger, H.: Experimentelle Bakteriologie und Infektion. Krankheiten mit besonderer Berücksichtigung der Immunitätslehre. W. Kolle u. H. Hetsch, 11. Aufl., S. 609. München-Berlin: Urban & Schwarzenberg 1952.
Shepard, M. C., Alexander, Ch. E., Lunceford, C. D., Campell, P. E.: Possible role of T-strain mycoplasma in non gonococcal urethritis. J. Amer. med. Ass. **188**, 729 (1964).
Shepard, M. C., Lunceford, C. D., Baker, R. C.: T-strain mycoplasma selective inhibition by erythromycin in vitro. Brit. J. vener. Dis. 42, 21—24 (1966).

V. Nichtgonorrhoische Urethritis durch Viren ausgelöst

Seit langer Zeit ist bekannt, daß eine nichtgonorrhoische Urethritis durch Viren bedingt sein kann. Mit virologischen Züchtungs- und Differenzierungsmethoden wurde jedoch der Nachweis erbracht, daß bisher nur zwei Viren, das Herpes simplex-Virus sowie das Chlamydozoon oculo-genitale, im englischen Schrifttum auch das TRIC-(trachoma including conjunctivitis) agent bezeichnet, als auslösendes Agens einer nichtgonorrhoischen Urethritis anzusehen sind. Dazu kommen noch Urethritiden, die sich im Rahmen einer virusbedingten Allgemeininfektion, etwa bei Influenza, Mumps, Varicellen, Variola, Herpes zoster, manifestieren (Bugbee, Harkness, Morson, Scherber, Spence u. a.). Versuche, andere Viren aus dem Exsudat an Urethritis Erkrankten oder aus dem Vaginalsekret auf Eihaut oder in Gewebekulturen verschiedenen Ursprungs zu isolieren, schlugen bisher fehl (Morton u. Mitarb., Georgakopoulos, Söltz-Szöts, Whittington).

1. Urethritis herpetica

Urethritiden, hervorgerufen durch das Herpes simplex-Virus, sind im Schrifttum seit der Erstbeschreibung von Diday und Dayon aus dem Jahre 1876 bekannt. Obwohl dieses Krankheitsbild nicht selten vorkommt, sind Berichte darüber spärlich und beschränken sich durchweg auf kasuistische Mitteilungen. Entsprechende Literaturhinweise finden sich in einer 1960 erschienenen Arbeit von Nasemann u. Nagai, die über drei einschlägige Fälle berichten. Die Diagnose wird in der Praxis kaum gestellt, da der Virusnachweis nur in einem Speziallaboratorium möglich ist und Abstrichpräparate nur Hinweise (Vorliegen von Einschlußkörpern oder multinucleären Riesenzellen) auf die Virusätiologie der Erkrankung geben können. Bei exakter Diagnosestellung zeigt sich jedoch, daß der Prozentsatz herpetisch bedingter Urethritiden, wie eigene Untersuchungen ergaben (Söltz-Szöts u. Thurner), mit 4,5 Prozent der Fälle höher liegt, als allgemein erwartet wird.

Symptomatik

Neben uncharakteristischen Symptomen, wie einem glasig schleimigen Exsudat, Brennen beim Urinieren, bestehen häufig in die Leisten, Hoden und Oberschenkel sowie in die Sacralgegend ausstrahlende, ziehende Schmerzen, ver-

bunden mit einer dolenten Vergrößerung der Leistenlymphknoten. Mit der Urethritis herpetica kann manchmal gleichzeitig ein Herpes simplex an der Glans penis oder im Bereich des Orificium externum erscheinen. Urethroskopisch finden sich im vorderen Teil der Harnröhre Bläschen mit zunächst serösem, später gelblichem Inhalt, die in der Folgezeit erodieren. Die Schleimhautdefekte haben teilweise eine tiefrote Farbe oder sind schmierig belegt. Etwa zwei Wochen nach Beginn der Erkrankung heilen die Erosionen nach Abstoßen des Belages ab. Auf der durch die herpetischen Eruptionen geschädigten Urethralschleimhaut kann es zur Vermehrung der in der vorderen Harnröhre befindlichen saprophytären Bakterien kommen, die außerdem durch das veränderte Milieu pathogen werden. In diesem Fall wird das serös schleimige Exsudat gelblich eitrig und im Abstrich sind zahlreiche Bakterien zu erkennen, ein Umstand, der dann zur Diagnose „bakterielle Urethritis" führt.
Ein typisches Charakteristikum ist das Rezidivieren dieser Erkrankung, wobei die Intervalle, wie bei jeder anderen Form des Herpes simplex, zwischen Wochen und Jahren liegen können.

Diagnose

Der Nachweis und die Züchtung des Herpes simplex-Virus ist nur in einem Speziallaboratorium möglich. Aus dem Bläscheninhalt kann das Virus auf Tieren (Mäuse, Kaninchen), Chorionallantois-Membran oder in Gewebekulturen gezüchtet werden und im Neutralisationstest oder mit der Komplementbindungsreaktion mit spezifischen Herpes-Seren typisiert werden. Wesentlich ist, daß das zu untersuchende Material in gekühltem Zustand an das Laboratorium eingesandt wird.
Der elektronenoptische Nachweis des Herpes simplex-Virus gelingt innerhalb weniger Minuten mit der Phosphorwolframsäurekontrastierung. Dabei zeigen die Viren der Herpesgruppe eine für sie charakteristisch runde Form. (Abb. 3, s. S. 83 Lit. bei Söltz-Szöts, 1967).

Infektionsmodus und Pathogenese

Der erste Kontakt mit dem Herpes simplex-Virus erfolgt in der Kindheit. Bei etwa 80 Prozent der Bevölkerung lassen sich im Serum neutralisierende Antikörper nachweisen, die zeitlebens bestehen bleiben. Personen, die mit dem Herpes simplex-Virus bereits Kontakt hatten, können betreffs ihrer Verhaltensweise gegenüber dem Virus in drei Gruppen unterteilt werden:
a) Der Viruskontakt erfolgt in der Kindheit. Von diesem Zeitpunkt an besteht eine fast vollkommene Immunität dem Virus gegenüber, eine Herpes simplex-Infektion ist nur bei extrem herabgesetzter Abwehrlage des Organismus möglich.
b) Trotz Vorliegen von neutralisierenden Antikörpern kommt es bei Viruskontakt immer zur Ausbildung eines Herpes simplex.

c) Das Virus persistiert in einer latenten Form im Organismus. Unter gewissen auslösenden Bedingungen (fieberhafte Erkrankung, mechanische Irritation usw.) und bestimmten serologischen Verhältnissen (Söltz-Szöts) kommt es zur Eruption.

Eine herpetische Urethritis kann sich im Anschluß an einen direkten Kontakt mit dem Virus bei den verschiedenen Formen des Geschlechtsverkehrs mit einer Herpes simplex-infizierten Partnerin (Inkubationszeit 1—2 Tage) manifestieren, ebenso durch Aktivierung eines latenten, im Genitalbereich befindlichen Virus, etwa durch eine mechanische Irritation, aber auch durch lokale Milieuänderungen, wie sie eine Gonorrhoe darstellt (Nasemann u. Nagai).

Therapie

Virustatika haben bei der Behandlung der Urethritis herpetica bisher versagt. Die symptomatische Behandlung beschränkt sich auf Beseitigung der Sekundärinfektion. Beim akuten Krankheitsgeschehen versprechen Interferon oder Interferonbildner Abkürzung der Dauer (Söltz-Szöts, 1971b). Prophylaktisch sind günstige Resultate ausschließlich mit Herpes Vaccine zu erwarten. Durch die Zufuhr von Herpes-Antigenen kann das Rezidivintervall verlängert und können unter Umständen Rückfälle völlig vermieden werden. Dabei ist Voraussetzung, daß die Antigenzufuhr in vierteljährlichen Intervallen wiederholt wird, da es sonst zum Rezidiv kommt (Söltz-Szöts, 1960, 1971a; Nasemann, 1970).

2. Urethritis durch Chlamydozoon oculogenitale (Paratrachomvirus, TRIC-agent)

Allgemeines

Das Chlamydozoon oculogenitale gehört in die Gruppe der Chlamydoacea, die von „großen Virusarten" gebildet wird. Zu dieser zählen die Erreger zahlreicher Krankheiten des Menschen und der Säugetiere. In ihr werden neben anderen die Virusarten des Lymphogranuloma inguinale, der Psittakose, der primär atypischen Pneumonie des Menschen, wahrscheinlich der benignen Inoculationslymphoreticulose (Katzenkratzkrankheit), des Trachoms sowie der Einschlußblenorrhoe (-Conjunctivitis, -Cervicitis und *-Urethritis)* zusammengefaßt. Alle Virusarten dieser Gruppe zeigen mehrere gemeinsame Eigenschaften: Ihre Elementarkörper sind groß und mit Hilfe der Ölimmersion lichtoptisch sichtbar. Sie färben sich gut mit der Giemsa-Methode an. Die Elementarkörper zeichnen sich außerdem durch eine beträchtliche Polymorphie aus. Die nach Giemsa-Färbung purpurvioletten Viruspartikel besitzen Durchmesser zwischen 300 und 500 mμ. Alle Chlamydozoon bilden basophile cytoplasmatische Einschlußkörper, die manchmal fast das gesamte Zellplasma ausfüllen können. Sämtliche Erreger dieser Gruppe verfügen über einen Reststoffwechsel und sind daher im Gegensatz zu anderen Virusarten durch Breitbandantibiotica (Tetracycline) zu beeinflussen, das heißt, in der Vermehrung zu hemmen (Hillemann, Sigel u. Mitarb., Nasemann, 1952, 1961 u. a.). Außerdem weisen sämtliche große Viren ein gemeinsames hitzestabiles Gruppenantigen auf und sind demnach serologisch mit der Komplementbindungsreaktion nicht zu differenzieren (Hillemann).

Die Einschlußurethritis (Chlamydozoon-Urethritis) stellt eine milde Erkrankung der männlichen Harnröhre dar, die fast nur die Pars anterior der Urethra befällt, chronisch oder intermittierend verläuft und nach einigen Monaten auch ohne Therapie völlig abheilt.

Durch den Erreger, das Chlamydozoon oculogenitale, werden außerdem noch die Einschlußconjunctivitis sowie die Einschlußcervicitis hervorgerufen. Die Urethritis wird in der Regel durch den Geschlechtsverkehr übertragen (Nasemann, 1961).

Im Epithel der Urethra entwickeln sich trachomähnliche Einschlußkörper im Cytoplasma, die basophil sind und durch den Erreger ausgelöst werden (daher Paratrachom). Der Erreger ist streng epitheliotrop.

Die *Diagnose* der Einschlußurethritis beruht auf dem lichtoptischen Nachweis der cytoplasmatischen Einschlußkörper in den Epithelzellen der aus der Pars anterior der Urethra gewonnenen Ausstrichpräparate. Die Einschlußkörper gleichen denen des Trachoms, sie sind groß, granuliert, sitzen dem Zellkern kappenförmig auf und lassen sich am besten mit der Giemsa-Färbung darstellen und enthalten dichte Aggregate von Elementarkörpern (Abb. 4 s. S. 83). Im Serum von an Einschlußurethritis Erkrankten können komplementbindende Antikörper gegenüber Psittakoseantigen nachgewiesen werden, was ein weiteres diagnostisches Hilfsmittel darstellt.

Isolierung

Das Paratrachomvirus ist auf die Conjunctiva von antropoiden Affen zu übertragen und kann im Dottersack bebrüteter Hühnereier isoliert und zur Vermehrung gebracht werden. Mit Hilfe einer komplizierten Technik ist die Differenzierung in mehrere Stämme möglich (LB 1, 2, 3, 4) (Jones, Collier u. Smith, Pasieczny u. Sommerville).

Epidemiologie

Die Einschlußurethritis kommt ebenso wie die Einschlußgonorrhoe in fast allen Ländern vor. Das Chlamydozoon oculogenitale wird, wie bereits erwähnt, durch den Geschlechtsverkehr übertragen. Über die Häufigkeit der Einschlußurethritis liegen bisher zahlreiche Untersuchungen vor, die von Nasemann tabellarisch erfaßt und mit den Ergebnissen von Ford und Candlish ergänzt wurden (Tab. 4).

Tabelle 4. Übersicht über Untersuchungen zur Diagnostik und zur Häufigkeit der Einschluß-Urethritis (Nasemann)
(Abk.: NGU: nichtgonorrhoische Urethritis, EU: Einschlußurethritis)

Jahr	Autor	Unters. Fälle NGU	Erwies. Fälle EU	EU in %			Bemerkungen
1910	Lindner	10	5	50			„Urethritis Waelsch"
1942	Thygeson u. Stone	100	8	8			
1951	Findlay	15	8	54	6	2	?
1951	Siboulet	165	2	1,2	2		Insgesamt: 116 ♂ u. 46 ♀
1951	Siboulet	307	5	1,6	5		Nur Männer untersucht
1952	Siboulet	1042	21	2,01	20	1	Insges.: 893 ♂ u. 149 ♀
1953	Trimigliozzi	48	15	31			Nicht geklärt, ob PPL/ oder Chlamydozoon
1952	Willcox	62	44				Alle Frauen waren
bis 1954		50	12				Partner der Untersuchten
1955	Siboulet	2756	84	3			
1957	Siboulet	2847	113	4			
1957	Memmesheimer	112	5	4,4		5	Nur Frauen wurden
1969	Ford u. Candlish	133	15	11,3			untersucht

Die Erkrankung wird nur selten diagnostiziert, da über die Morphologie der Einschlüsse nur wenig bekannt ist.

Klinik

Die Inkubationszeit variiert zwischen 4 und 30 Tagen, wird jedoch im allgemeinen mit 7—14 Tagen angenommen. Die Urethritis befällt in der Regel nur die Pars anterior der Urethra und nimmt einen chronisch intermittierenden Verlauf. Eine Vergesellschaftung mit einer Gonorrhoe kann vorkommen (Thygeson u. Stone). Subjektive Beschwerden bestehen in Form von Juckreiz und Brennen beim Urinieren, das Exsudat ist entweder serös, weißlich grau oder schleimig bis eitrig. Urethroskopisch finden sich auf geröteter Schleimhaut weiche Infiltrate, auf denen verstreut oder gruppiert angeordnet hirsekorn- bis stecknadelkopfgroße, graue bis graugelb durchscheinende Knötchen sitzen (Nasemann).

Therapie

Das Chlamydozoon oculogenitale ist gegen Penicillin resistent, spricht aber gut auf einige Sulfonamide wie auch auf Tetracycline (Terramycin, Hostacyclin, Österreich), Erythromycin (Erycinum, Ilosone, Österreich) und Chloramphenicol (Chloromycetin, Paraxin, Biophenicol, Österreich) an. Als Behandlungsschema kann die Gabe von tgl. 1 bis 1,5 g eines Tetracyclinpräparates durch 6 Tage empfohlen werden. Um Reinfektionen zu vermeiden, ist jedoch die erkrankte Partnerin unbedingt mitzubehandeln.

Literatur

Bugbee, H. G.: Infections of the genito urinary tract complicating influenca. J. Amer. med. Ass. **73**, 1053 (1919).

Collier, L. H.: Recent advances in the virology of trachoma including conjunctivitis and allied diseases. Brit. med. Bull. **15**, 231 (1959).

Ford, D. K., Candlish, L. M.: Isolation of tric agent from the human genital tract. Brit. J. vener. Dis. **45**, 44—46 (1969).

Georgakopoulos, P. A.: Versuche zum Nachweis von Viren in der Scheide. Zbl. Gynäk. **90**, 422—428 (1969).

Harkness, A. H.: Non gonococcal urethritis. Edinburgh: E. u. S. Livingstone Ltd., 1950.

Hillemann, M. R.: Viruses of special interest of the dermatologist. Arch. Derm. Syph. (Chic.) **61**, 210 (1950).

Jones, B. R., Collier, L. H., Smith, C. H.: Isolation of virus from inclusion Blennorrhoea Lancet **1959**, 902.

Lindner, K.: Zur Ätiologie der gonokokkenfreien Urethritis. Wien. klin. Wschr. **23**, 283 (1910).

Memmesheimer, A. M.: Die Bedeutung der Urethritis nongonorrhoica für den Venerologen. Derm. Wschr. **135**, 105 (1957).

Morson, C.: The genito-urinary complications of influenca. Brit. J. Urol. **14**, 11 (1942).

Morton, R. S., Gillesie, E. H., Wilson, M. A.: Virus studies in non-gonococcal urethritis. J. clin. Path. **17**, 114—116 (1964).

Nasemann, Th.: Die Anwendung der Elektronenmikroskopie in der Dermatologie. Hautarzt **3**, 483 (1952).

Nasemann, Th.: Intraurethral Herpes simplex. Urol. int. (Basel) **9**, 280—282 (1959).

Nasemann, Th.: Neuere Behandlungsmethoden unterschiedlicher Herpes simplex-Infektionen. Arch. klin. exp. Derm. **237**, 234—237 (1970).

Nasemann, Th., Nagai, R.: Die Urethritis herpetica. Münch. med. Wschr. **431**, 475 (1960).

Pasieczny, T., Sommerville, R.: Outbreak of nonspecific urethritis associated with the presence of complement fixing antibodies to the LB 4 strain of tric agent. Brit. J. vener. Dis. **42**, 191—194 (1966).

Scherber, G.: Die nichtgonorrhoische Harnröhrenentzündung. In: Arzt-Zieler: Die Haut- und Geschlechtskrankheiten V, S. 627. Berlin-Wien: Urban & Schwarzenberg 1935.

Siboulet, A.: Infections urogenitales Presse méd. **31**, 630 (1951).

Siboulet, A.: Recherche systematique de chlamydozoon oculogenitale. Bull. Soc. franç. Derm. Syph. **58**, 367 (1951).

Siboulet, A.: Inclusions bodies in nongonococcal urethritis. Brit. J. vener. Dis. **31**, 235 (1955).

Siboulet, A.: Urethritis non gonococcique, leur frequence, leur eventuelle gravidité. J. urol. med. chir. **61**, 74 (1955).

Sigel, M. A., Girardi, J., Allen, E. G.: Studies on the psittacosis. Lymph. granuloma group. J. exp. Med. **94**, 401 (1951).

Söltz-Szöts, J.: Zur Serologie des Herpes simplex. Arch. klin. exp. Derm. **209**, 121 (1959).

Söltz-Szöts, J.: Neue Methode einer spezifischen Vaccination bei rezidivierendem Herpes simplex. Hautarzt **11**, 465 (1960).

Söltz-Szöts, J.: Zur Diagnose der Viruserkrankungen der Haut. Zbl. Haut- u. Geschl.-Kr. **42**, 261—264 (1967).

Söltz-Szöts, J.: Die Behandlung des rezidivierenden Herpes simplex. Z. Haut- u. Geschl.-Kr. **46**, 267—272 (1971).

Söltz-Szöts, J.: Neue Methoden bei der Behandlung der Viruserkrankungen der Haut. Z. Haut- u. Geschl.-Kr. **46**, 755—760 (1971).

Spence, A.: Acute urethritis in mumps. Brit. med. J. **1931 I**, 751.

Thygeson, P., Stone, W.: The treatment of inclusion on conjunctivitis with Sulfathiazol ointment. J. Amer. med. Ass. **119**, 407 (1942).

Whittington, M. J.: Possible virusaetiology of non specific urethritis. Brit. J. venerol. Dis. **38**, 200—208 (1962).

Willcox, R. R.: Researches in aetiology of non specific urethritis. Brit. med. J. **1957**, **33**, 343.

Komplikationen der mikrobiell bedingten nichtgonorrhoischen Urethritis

Die Komplikationen der Gonorrhoe wie auch der nichtgonorrhoischen Urethritis des Mannes, wie Periurethritis, Cavernitis, Prostatitis, Samenblasenentzündung und Epididymitis, auch hämatogene Streuformen, haben seit der Einführung der Antibiotica und des Metronidazol in die Therapie der Harnröhrenentzündungen ihre Bedeutung weitgehend verloren (Burckhardt, Söltz-Szöts).

1. Periurethritis, Cavernitis und Harnröhrenstrikturen

wurden fast immer, wie bereits Tuchschnid 1935 zeigen konnte, durch therapeutische Eingriffe mit Instrumenten oder Ätzmitteln hervorgerufen.

Die übrigen Organkomplikationen waren die Folge einer auch durch mangelnde Aufgeklärtheit der Bevölkerung bedingten, vielfach zu spät einsetzenden und außerdem nur langsam und unsicher wirkenden Therapie.

Zeigten 1949 noch 10 Prozent der männlichen Gonorrhoepatienten der II. Wiener Univ. Hautklink Komplikationen im Sinne einer Prostatitis, Epididymitis u. a., waren es 1959 nur mehr 1,5 Prozent. Dieser niedrige Prozentsatz sank zwischen 1960 und 1965 weiter auf 1,19 Prozent ab.

In dieser Zeitspanne wurden bei 843 männlichen Gonorrhoepatienten nur in 10 Fällen die erwähnten Komplikationen gefunden (Söltz-Szöts u. Kruspl; Söltz-Szöts).

In eigenen Untersuchungen wurden in den letzten Jahren bei 923 Patienten mit nichtgonorrhoischer oder seit längerer Zeit bestehender postgonorrhoischer Urethritis (eine gonorrhoische Ätiologie konnte als Ursache ausgeschlossen werden) in 29 Fällen 3,14 Prozent Organkomplikationen und hier in erster Linie Prostatitiden gefunden werden. Durch die Vielfalt der Ätiologie der nichtgonorrhoischen Urethritis wird deren Diagnose oft erst längere Zeit nach Erkrankungsbeginn gestellt und der Patient dadurch erst spät einer kausalen Therapie zugeführt. Damit läßt sich der gegenüber der Gonorrhoe höhere Prozentsatz an Komplikationen erklären.

Da jedoch Spätfolgen trotz oder vielleicht auch wegen der modernen antibiotischen Therapie, die zu einer Vernachlässigung einer exakten Diagnosestellung geführt hat, noch immer vorkommen, sind in der folgenden Übersicht die wichtigsten Komplikationen der ascendierenden nichtgonorrhoischen Urethritis zusammengefaßt.

2. Prostatitis

Eine länger bestehende nichtgonorrhoische oder postgonorrhoische Urethritis kann auf die Prostata übergreifen und zu einer chronischen (Wilde), selten auch zu einer akuten Prostatitis führen.

Ätiologie

Zahlreiche Keime, wie Staphylococcus aureus, Escherichia coli, Proteus, Pseudomonas aeruginosa, Streptokokkenarten, Anaerobia, Trichomonaden, PPLO, Spirochäten und Candida albicans können im Prostatasekret nachgewiesen werden. Am häufigsten sind Staphylokokken Erreger einer nichtgonorrhoischen Urethritis wie auch Prostatitis; eine latente gonorrhoische Infektion muß jedoch vorher ausgeschlossen werden (Ludvik).

Pathogenese

Die Pars posterior der Urethra und die männlichen Adnexen sind auch beim Gesunden von einer Vielfalt von Keimen besiedelt. Das Röhrensystem der Urethra und deren Anhangsgebilde sichert den Keimen gute Lebensbedingungen. Durch besondere Ursachen, wie massiven Befall (Marberger), bei einer mikrobiell bedingten Urethritis durch Virulenzsteigerung bzw. Abnahme der lokalen Resistenz, werden Keime, die üblicherweise keine Krankheitssymptome hervorrufen, pathogen. Veränderungen der Hydrodynamik, Obstruktion, sexuelle Dysfunktionen, Traumen, therapeutische Manipulationen können die lokale Abwehrlage derart reduzieren und im Zusammenwirken mehrerer ätiologischer Faktoren die Entwicklung einer Prostatitis bewirken.

Klinik

Fast immer handelt es sich bei den Prostatitiden, die sich im Rahmen einer nichtgonorrhoischen oder postgonorrhoischen Urethritis manifestieren, um subakute oder chronische Formen. In einzelnen Fällen kann es auch zum Bild der akuten Prostatitis kommen (Dettmar).
Durch Mitbeteiligung der hinteren Harnröhre kommt es zu Sensationen wie Tenesmen, terminaler Hämaturie, gehäuftem Harndrang und Ausfluß. Weiter wird vom Patienten Druckschmerz im Dammbereich mit Ausstrahlung in den Penis, in die Hoden und in die Sacralgegend angegeben.
So wertvoll der Rectalbefund für die Diagnostik ist, so ist er, ähnlich wie die Anamnese, nicht immer sicher verwertbar. Die Konsistenzvermehrung

der Drüse und die Unebenheit ihrer Oberfläche sind Symptome, die sowohl der echten Entzündung als auch ihrem Restzustand gemeinsam sind. Die Druckempfindlichkeit ist individuell außerordentlich verschieden und oft bei neurasthenischen Zustandsbildern erheblich gesteigert. Mit der rectalen Untersuchung soll immer, wenn möglich, die Gewinnung des Prostatasekretes und seine mikroskopische und bakteriologische Untersuchung kombiniert werden. Es muß allerdings darauf hingewiesen werden, daß eine derartige Expression der Prostata (Exprimatgewinnung), besonders bei den akuten Formen außerordentlich schonend zu erfolgen hat. Die diagnostische Exprimatgewinnung darf nicht der früher einmal üblichen therapeutischen Massage gleichkommen (Dettmar). Das Sekret wird durch behutsames Ausstreichen der Vorsteherdrüse ausgepreßt und vom Patienten, der vorher uriniert haben muß, in einem Zentrifugenröhrchen aufgefangen. Der Leukocytengehalt des Sekretes wird als wesentliches Kriterium der Prostatitis angesehen. Über die Leukocytenzahl in normalem Sekret finden sich die verschiedensten Angaben (Lit. bei Ludvik). Sie liegt zwischen 0 und 50 Leukocyten im Gesichtsfeld bei starker Vergrößerung. Sie wird im normalen und pathologischen Exprimat mit der Zählkammermethode bestimmt (Ludvik). Die diagnostische Verwertbarkeit der dem Exprimat beigemengten Bakterien bereitet ebenfalls Schwierigkeiten, da die Keime trotz vorherigen Urinierens aus der Pars anterior der Urethra stammen können (Chwalla). Ein absolut exakter Erregernachweis ist nur durch die Prostatapunktion möglich (Blumensaat). Diese Methode gelangt bei banalen Prostatitiden im Rahmen einer nichtgonorrhoischen Urethritis kaum zur Anwendung. Als weiteres diagnostisches Hilfsmittel kann auch die 3-Gläser-Probe herangezogen werden, wobei es hier auf den Befund der dritten Harnportion ankommt.

Therapie

In den meisten Fällen reicht eine hochdosierte, langdauernde, gezielte antibiotische Therapie aus (Ludvik, 1965). Die Ursache des Versagens dieser Therapie in manchen chronischen Fällen scheint nach Ludvik vor allen Dingen in dem Umstand zu liegen, daß der Gewebespiegel in den narbig abgekapselten Lymphspalten und obliterierten Acini wesentlich unter dem Serumspiegel und normalen Gewebespiegel liegt. Damit wird die therapeutische Hemmkonzentration des Antbioticums auf den Erreger nicht erreicht. Zu diesem Problem gesellt sich auch zunehmende Resistenz der Keime, die mit der Dauer der Entzündung ansteigende Häufigkeit einer Mischinfektion, sowie die Unsicherheit des Erregernachweises und damit einer gezielten antibiotischen Therapie. In diesen Fällen erscheint deshalb die Anwendung eines Antibioticums sinnvoll, welches durch längere Zeit bei geringer Toxicität in hohen Dosen verabreicht werden kann und ein möglichst breites Wirkungsspektrum aufweist. Diese Forderung wird vom hochdosierten Penicillin weitgehend erfüllt. Durch Infusionen von täglich zweimal 10 Mio. IE eines Natrium Penicillin-G-Präparates sind initiale Blutspiegel bis zu 300 IE pro ml zu erreichen, wodurch ein Konzentrationsgefälle hergestellt wird, welches am Ort der Infektion einen ausreichenden Gewebespiegel gewährleistet. Durch diese hohe Dosierung werden nicht nur grampositive, sondern auch gramnegative Erreger mit geringer Empfindlichkeit erfaßt, so daß Penicillin den Charakter eines Breitbandantibioticums erhält, obwohl ein Großteil der Keime gegen die gebräuchlichen niedrigen Penicillindosen resistent ist. Gleichzeitig empfiehlt es sich auch, um penicillinasebildende Keime zu erfassen, tgl. 2 g Ampicillin zu geben.

Zusätzlich eignen sich noch bei den chronischen Prostatitiden physikalische Maßnahmen in Form von Wärme, Sitzbädern mit anschließender Bettruhe, Ichthyol-Belladonna-Suppositorien und bei starken Schmerzen Analgetica und Antirheumatica. Gelegentlich wird noch eine Umstimmungsbehandlung in Form von Fieberstößen empfohlen (Meyer-Rohn).

Differentialdiagnose

Die chronische Prostatitis bietet eine Reihe diagnostischer Schwierigkeiten. Diese Krankheitsbezeichnung wird in der Praxis viel zu oft gebraucht; in vielen Fällen handelt es sich um eine Fehlinterpretation des klinischen Bildes. Nur etwa 30 Prozent der Patienten, die unter der Diagnose chronische Prostatitis behandelt werden, sind an einer echten Prostatitis erkrankt. Die übrigen 60 bis 70 Prozent der Patienten werden zwar ebenfalls unter der Diagnose Prostatitis behandelt, haben aber mit dieser entzündlichen Erkrankung nur einige gleichartige Symptome gemeinsam. Davon kann durch entsprechende Untersuchung knapp die Hälfte mit dem Krankheitsbild *anogenitaler Symptomenkomplex* ausgeschieden werden. Die verbleibende, etwas größere Gruppe steht im Mittelpunkt der Prostatitisproblematik. Dabei handelt es sich um Krankheitszustände, deren Ursache in einer Störung des vegetativen Nervensystems zu suchen ist. Aus diesem Grund wurde für dieses Krankheitsbild die Bezeichnung *vegetatives Urogenitalsyndrom* gewählt (Schnierstein).

3. Das vegetative Urogenitalsyndrom (Prostatopathie)

Diese Bezeichnung will deutlich machen, daß es sich dabei um eine Störung im Bereich des vegetativen Nervensystems handelt, daß eine entzündliche Komponente nicht vorliegt und daß eine Vielzahl verschiedener Einzelsymptome vorhanden ist. Ursachen dafür sind in Umwelteinflüssen bzw. Streß-Situationen oder auch in Störungen der Sexualsphäre zu suchen. Da ein vorgeschädigtes Organ besonders anfällig ist, wird dieses Krankheitsbild oft im Anschluß an eine Prostatitis beobachtet.

Symptomatik

Funktionelle Miktionsbeschwerden in Form von Harndrang bei Kälte, erschwerte Miktion und Harnnachträufeln; funktionelle Sexualstörungen, die sich als Impotentia coeundi (Erektionsschwäche, Ejaculatio praecox) manifestieren; Dysaesthesien im Urogenitalbereich, wie z. B. Kältegefühl, Hypo- und Hyperaesthesien, Paraesthesien und Juckreiz; Prostatorrhoe-Spermatorrhoe, bedingt entweder durch eine vegetative Hypersekretion der Prostatadrüse oder eine Erschlaffung des Ductus ejaculatorius; Prostatalgie, wobei vegetativ labile Patienten bei der Rectaluntersuchung Schmerzen in der Umgebung der Prostata angeben, bevor deren Kapsel überhaupt palpiert wird; Kongestion der Prostata, die Drüse erscheint etwas vergrößert und in ihrer Konsistenz ödematös, etwas aufgelockert und weich.

4. Anogenitaler Symptomenkomplex

Die Symptome können denen der Prostatitis sehr ähnlich sein und werden durch organische Veränderungen im Anorectalbereich ausgelöst (Jung). Als Ursache kommen Hämorrhoiden, Analfissuren mit Sphincterspasmen, Proktitiden und Kryptitiden, Analfisteln, periproktitische Abscesse und Pruritus ani in Frage (Schnierstein). Bei Erhebung einer genauen Anamnese stellt sich meist heraus, daß diese Beschwerden in Zusammenhang mit der Stuhlentleerung stehen, z. B. Verstärkung der Beschwerden beim Stuhlgang, Abgang von Blut und Schleim, Tenesmen oder chronische Obstipation. Erkrankungen, die den anogenitalen Symptomenkomplex auslösen, werden durch Inspektion der Analregion, digitale Palpation des Rectums und in Zweifelsfällen durch die Proktoskopie diagnostiziert. Abschließend soll noch auf die Möglichkeit der Kombination von anogenitalem Symptomenkomplex und vegetativem Urogenitalsyndrom hingewiesen werden.

5. Cowperitis

In seltenen Fällen kann es im Rahmen einer langdauernden nichtgonorrhoischen Urethritis zur Ausbildung einer Cowperitis kommen. Andererseits kann durch eine Cowperitis eine Urethritis unterhalten werden (Chwalla). Die Diagnose läßt sich am besten rectal stellen, die Fingerkuppe fühlt dann unterhalb der Prostataspitze eine Rhaphe, neben der seitlich das Gewebe einsinkt. Im Grunde dieser „fossae" fühlt man die entzündlich veränderten Cowperschen Drüsen. Im nichtpathologisch veränderten Zustand ist die Drüse nicht tastbar. Die Behandlung ist gezielt antibiotisch, kombiniert mit den auch bei der chronischen Prostatitis geübten physikalischen Maßnahmen.

6. Epididymitis

Während Orchitiden fast immer metastatisch hämogen bedingt sind, kann eine Epididymitis, wenn auch selten, im Rahmen einer chronischen Gonorrhoe, als auch einer langdauernden nichtgonorrhoischen Urethritis sich ascendierend ausbilden. In letzter Zeit wurden auch vermehrt Fälle im Rahmen einer nur kurzzeitig bestehenden Urethritis beobachtet. Dabei handelt es sich fast immer um die aktive Form der Epididymitis, die schlagartig einseitig, selten auch beidseitig oder nacheinander auftritt. Als Initialsymptom werden ziehende Schmerzen im Bereich des Samenstranges angegeben. Kurz danach kommt es zu einer akuten Schwellung des Nebenhodens mit Beteiligung der Scrotalhaut und der Tunica vaginalis communis. Damit verbunden sind Temperaturanstieg und Reduzierung des Allgemeinbefindens. Die Palpation zeigt einen stark angeschwollenen Nebenhoden, der zu Beginn der Erkrankung noch gut vom Hoden abzugrenzen ist. Das Krankheitsgeschehen erreicht im allgemeinen nach einem Tag seinen Höhepunkt, um nach zwei bis drei Tagen wieder abzuklingen (Dettmar). Die Diagnose ist im allgemeinen einfach zu stellen, wesentlich schwieriger ist es jedoch, diese Fälle differentialdiagnostisch von den hämatogenmetastatischen Formen bzw. von der Nebenhoden-Tuberkulose, die im allgemeinen schleichend beginnt, abzugrenzen.

Die Behandlung besteht nach Dettmar in strenger Bettruhe mit Hochlagerung des Hodens auf einem Hodenbänkchen. In den ersten Tagen ist die Applikation von kalten Umschlägen, später, zur schnelleren Resorption der entzündlichen Infiltrationen, die Anwendung von Wärme zu empfehlen. Gleichzeitig damit sollen Breitbandantibiotica gegeben werden. Zusätzlich werden zu Beginn der Erkrankung Infiltrationen des Samenstranges mit einprozentigem Novocain empfohlen. Um Rezidive zu vermeiden, soll über längere Zeit ein Suspensorium getragen werden.

Literatur

Burckhardt, W.: Die Klinik der Gonorrhoe des Mannes. Die haematogenen Komplikationen der Gonorrhoe. In: Jadassohn: Handbuch der Haut- und Geschlechtskrankheiten, Ergänzungswerk VI/1 S. 103. Berlin-Göttingen-Heidelberg: Springer 1964.

Blumensaat, C.: Die entzündlichen Erkrankungen der Prostata. Stuttgart: Ferd. Enke 1961.

Chwalla, R.: Pathophysiologie der Prostata und der Prostata hypertrophie. Urol. int. (Basel) **3**, 273 (1956).

Chwalla, R.: Die Cowperitis, eine selten diagnostizierte häufige Erkrankung, ihre Diagnose und Behandlung. Z. urol. **56**, 155—156 (1967).

Dettmar, H., Alken, C. E., Dix, V. W., Weyrauch, H. M., Wildbolz, E.: Handbuch der Urologie IX/1. Berlin-Göttingen-Heidelberg: Springer 1964.

Jung, H. P.: Vortrag Süddtsch. Ges. f. Urologie, Stuttgart Mai 1962.

Ludvik, W.: Urethritis-Prostatitis und pathogene Staphylococcen. Z. Urol. **57**, 39 bis 45 (1964).

Ludvik, W.: Diagnostik und Therapie der chronischen Prostatitis. Act. chir. (Ung.) V Fasc. **4**, 319—332 (1964).

Ludvik, W.: Antibiotische Therapie der chronischen Prostatitis. 5. Intern. Kongr. Chemother. Wien 1967.

Marberger, H.: Zum Problem der Prostatitis und Urethritis. Wien. klin. Wschr. **217** (1968).

Meyer-Rohn, J.: Nichtgonorrhoische Urethritiden. In: Gottron u. Schönfeld: Dermatologie u. Venerologie, V/2. Stuttgart: G. Thieme 1965.

Schnierstein, J.: Das Prostatitis-Problem. Folia Ichtyol. **14** (1967).

Söltz-Szöts, J., Kruspl, W.: Männliche Gonorrhoe und unspezifische Urethritis 1949 und 1959. Hautarzt **12**, 463—466 (1961).

Söltz-Szöts, J.: Komplikationen nach moderner Gonorrhoe-Behandlung. Arch. klin. exp. Derm. **227**, 652—656 (1966).

Tuchschnid, D.: Pathogenese und Therapie der gonorrhoischen Periurethritiden und Kavernitiden. Vestn. Vener. Derm. (Mosk.) **4**, 970 (1935); ref. Zbl. Haut- u. Geschl.-Kr. **53**, 354 (1936).

Wilde, H.: Die Bedeutung der chronischen Prostatitis für die chronische nichtgonorrhoische Urethritis. Arch. klin. exp. Derm. **213**, 825 (1961).

B. Sonstige Urethritisformen

I. Iatrogene Urethritis

Diese Gruppe umfaßt alle mechanischen, chemischen und thermischen Schädigungen der vorderen und mittleren Harnröhre, die durch direkte und indirekte Traumen bedingt sind. Der Fortschritt der Therapie venerischer Erkrankungen und das Obsoletwerden der Lokaltherapie für die Provokation bedingen, daß chemische und mechanische Schädigungen der Harnröhre kaum mehr vorkommen (Söltz-Szöts).

1. Mechanische Urethritis

Die Ursache einer mechanischen Urethritis kann man in vier Gruppen unterteilen:

a) Fremdkörper (exogen und Parasiten),
b) Blasensteine,
c) instrumentelle Eingriffe,
d äußere Traumen.

a) *Fremdkörper* verschiedenster Art und Größe werden meist zum Zwecke der Masturbation oder Simulation eingeführt. Sie können aus der vorderen in die hintere Harnröhre, sogar bis in die Blase gelangen, sich mit Harnsalzen inkrustieren und damit oft den Grund für eine stürmisch verlaufende Cystitis abgeben.

Diese Urethritis, ausgelöst zum Zweck der Simulation, wird vor allem in Kriegszeiten oder in Strafgefangenenhäusern beobachtet. Die Art der Gegenstände ist verschieden und reicht von Grashalmen (Biswas) über Nadeln, Holzstücke, Drahtschlingen, Wachskerzen, Büroklammern bis zu Schreibfedern (Königstein). In älteren Literaturangaben werden auch Urethritiden durch Parasiten, wie Fliegen und Käferlarven (Lit. bei Fischer), Ascaris lumbricoides, Bandwürmer, Bilharzien (Burckhardt) angegeben, jedoch ist deren Vorkommen in Mitteleuropa von absolut untergeordneter Bedeutung. Diese Urethritis wird heute nur mehr in den Tropen gefunden.

b) *Steine*, die durch ihr Verweilen in der Harnröhre Urethritiden hervorrufen, stammen entweder aus der Urethra selbst oder höher gelegenen Teilen des uropoetischen Systems (Caridis u. Smith). Abgehende Blasen- oder Nierensteine können sich in Schleimhauttaschen, physiologischen Engstellen der Harnröhre oder vor pathologischen Strikturen verfangen. Dabei wird auf diese ein zweifacher Reiz ausgeübt, nämlich einerseits durch den Stein selbst, andererseits durch den Harnstau und die mikrobiellen Zersetzungsvorgänge im Urin (Scherber). Die subjektiven und objektiven Erscheinungen einer Urethritis können aber auch reflektorisch durch Nieren- oder Ureterensteine ausgelöst sein (Bartrina). Seltener ist die Bildung von autochthonen Harnröhrensteinen. An den obengenannten Prädilektionsstellen können sich Fremdkörper oder Parasiten, auch Bakterien und Blutzellen absetzen, sich mit Harnsalzen inkrustieren und Anlaß zu einer chronischen Urethritis geben. Khotenovsky beschrieb sogar ein kugelähnliches Projektil, das 6 Jahre nach einem Beckensteckschuß die Urethra durchbrochen hatte und in der Pars posterior der Harnröhre als Ureterstein gefunden wurde.

c) Eine weitaus größere Bedeutung bei der Entstehung einer iatrogenen Urethritis aber kommt dem Gebrauch von *urologischen Instrumenten* zu, wie Katheter, Sonden, Endoskopen, Bourgies, Kollmanndehnern u. a. Zusätzlich kann sich bei längerem Verweilen von z. B. Dauerkathetern (Cuilleret), durch mikrobielle Zersetzungsvorgänge und Sekretstauung eine entzündlich chemische Urethritis aufpfropfen (Scherber).

d) Den besprochenen mechanischen Urethritisformen, die durch direktes Angreifen des *Traumas in der Urethra* selbst bestehen, sollen diejenigen angereiht werden, die das Genitale von außen treffen (Guelli, Scherber). Als harmloseste Form wäre dabei die sog. Quetschurethritis zu nennen, bei der es durch chronisches Streichen und Pressen der Harnröhre bei Verdacht und Angst vor einer venerischen Infektion zu einer Schädigung der Schleimhaut mit Bildung eines schleimigen epithelialen, manchmal durch Superinfektion auch eitrigen Ausflusses kommt. Dasselbe Zustandsbild kann durch den mechanischen Dauerreiz nach ausgedehnten sexuellen Exzessen gefunden werden. Gelegentlich rufen auch längerdauernde Druckschädigungen, wie sie nach langem Radfahren und Reiten gefunden werden, intensive Hyperämie, Sekretion und Brennen beim Urinieren hervor (Waelsch, Callomon, Frühwald). Unfallstraumen treffen meist die Region des Perineums, selten den Penis selbst. Sie verursachen daher eine Entzündung der Pars posterior, allenfalls der Pars membranacia und -prostatica der Harnröhre.

Subjektiv findet man bei der mechanischen Harnröhrenentzündung starkes Jucken, brennende und ziehende Schmerzen, allenfalls auch Dysurie und unterschiedlich reichen schleimig eitrig fibrinösen Ausfluß, dem unter Umständen Blut beigemengt ist.

2. Chemische Urethritis

Seit der Einführung des Penicillins in die Therapie der Geschlechtskrankheiten kommen Präparate wie Silbernitrat, Protargol, Zink- und Kupferlösungen usw. (Callomon), die früher sowohl prophylaktisch als auch therapeutisch zur Anwendung kamen und ihrerseits häufig eine Urethritis auslösten, nicht mehr zur Anwendung.

Da auch chemische Antikonzeptiva, die manchmal die Urethralschleimhaut irritierten, nur mehr selten verwendet werden, hat die chemische Urethritis weitgehend ihre Bedeutung verloren. Als auslösende Ursache käme noch in seltenen Fällen die Verwechslung von medizinischen Harndesinfizienzien bzw. deren falsche prozentuelle Verwendung in Frage.

Die Symptomatik richtet sich nach der auslösenden Noxe und kann alle pathologischen Entzündungszeichen aufweisen. Die Form des Ausflusses ist abhängig von der Schädigung der Schleimhaut, und in schwersten Fällen von Verätzung ist sogar das röhrenförmige Abstoßen der Mucosa in toto möglich.

Die Behandlung der chemischen Urethritis ist symptomatisch. Neben adstringierenden lokalen Maßnahmen werden allgemein Antibiotica zur Verhinderung einer sekundären Infektion gegeben, auch hat sich die Anwendung sowohl parenteral als auch lokal verabreichter Corticosteroide bewährt.

3. Thermische Urethritis

Diese Form der Urethritis kommt meist als Begleiterscheinung bei an der Harnröhre und ihren Anhangsgebilden mit der Thermokaustik durchgeführten Eingriffen als Nebenerscheinung vor. Sie kann auch die Folge einer Unachtsamkeit, wie etwa durch zu warme Spülungen oder das Einführen von zu heißen Instrumenten usw. sein.

Langdauernde Unterkühlung, wie sie durch Rad- oder Motorradfahren im Winter vorkommt, kann ebenfalls einen geringgradigen leukocytären Ausfluß auslösen.

Literatur

Bartrina, J. M.: Sur les phénomènes dits reflexes de l'appareil génito urinaire. J. Urol. **13**, 338 (1922).

Biswas, A. K.: Foreign body urethritis. Brit. J. vener. Dis. **38**, 163 (1964).

Callomon, F.: Urethritis und Epididymitis nongonorrhoica. Zbl. Haut- u. Geschl.-Kr. **19**, 278 (1926).

Caridis, D. T., Smith, G.: Multiple Harnröhrensteine. Z. Urologie **58**, 11—14 (1964).

Cuilleret, P., Pellerat, J., Thivolet, J., Murat, M.: Les uréthrites von gonococciques en dehors uréthritis a virus. Bull. soc. franç. Derm. Syph. **58**, 125 (1950).

Fischer, F.: Fliegenmaden in der Harnröhre. Z. Urologie **14**, 441 (1920).

Frühwald, R.: Pseudogonorrhoe. In: Jadassohn, Handbuch für Haut- u. Geschlechtskrankheiten, Bd. 21, 478. Berlin: Springer 1927.

Guelli, F.: Uretriti traumatiche. Minerva derm. **32**, 206 (1957).

Hancock, J. A.: The relationship between relapsing non gonococcal urethritis in the male and urethral stricture. Urol. int. (Basel) **9**, 258 (1959).

Khotenovsky, K. A.: Traumatic urethritis. Vestn. Derm. Vener. 34, 12, 68—69 (1960); ref. Zbl. Haut- u. Geschl.-Kr. **109**, 275 (1961).

Scherber, G.: Die nichtgonorrhoische Harnröhrenentzündung. In: Arzt u. Ziehler, Die Haut- u. Geschlechtskrankheiten, V, 627. Berlin-Wien: Urban & Schwarzenberg 1935.

Söltz-Szöts, J.: Komplikationen nach moderner Gonorrhoe-Behandlung. Arch. klin. exp. Derm. 227, 652 (1966).

Waelsch, L.: Über chronische nichtgonorrhoische Urethritis. Arch. derm. Syph. **1923**, 1083 (1916).

II. Allergische Urethritis

Urethritiden auf allergischer Basis werden immer wieder beobachtet. Sie sind jedoch keineswegs so häufig wie andere Erkrankungen allergischer Genese.

Die Allergene können exogen in die Harnröhre gelangen. Als solche kommen mechanische oder chemische Antikonzeptiva, harndesinfizierende Substanzen, lokal angewendete Antibiotica (Neomycin) und andere in Frage (Braun). In diesen Fällen ist fast immer auch die Glans penis und das Präputium entzündlich verändert.

Durch Mikroorganismen, wie Staphylo- und Streptokokken kann ebenfalls diese Form der Erkrankung ausgelöst werden. Dabei wirken diese Keime nicht als Infektionserreger, sondern deren Stoffwechselprodukte rufen die Sensibilisierung hervor (Pastinszky). Die allergische Urethritis ist aber oft nur ein Teilsymptom einer den ganzen Organismus erfassenden Allergose.

Chemisch handelt es sich bei diesen auslösenden Allergenen um tierische und pflanzliche Eiweißstoffe oder um andere hochmolekularer Struktur, besonders bei Äthylalkohol. Die Sensibilisierung erfolgt bei diesen nicht durch die aromatischen hochmolekularen Begleitsubstanzen, sondern durch den Haptencharakter des Alkohols an sich. Dieser wird im Organismus nicht völlig abgebaut, ist in geringen Mengen harngängig und wirkt dabei selbst als Allergen oder kann die Resorption anderer Allergene fördern (Pastinszky, Nilzen).

Pathogenetisch handelt es sich um lokale anaphylaktoide Reaktionen nach Antigen-Antikörperkontakt zwischen selbständig sessilen Antikörpern und hinzutretendem spezifischem Antigen. Sie erfolgt beim Eintritt der Antigenzufuhr außerordentlich schnell. Alle allergischen Erscheinungen des ableitenden Urethralsystems sind dem Typ der direkten Anaphylaxie mit Sofortreaktion zuzuordnen.

Symptomatik und Diagnose

Spezifische Symptome, die für die allergische Genese einer Harnwegserkrankung typisch wären, sind nicht bekannt. Das Reaktionsbild hängt von der Art des Gewebes, an dem die Antikörper-Antigenreaktion stattfindet, ab (Kimmig, Schulz, Meyer-Rohn) und ist unabhängig von den pharmakodynamischen Eigenschaften der auslösenden Antigene. Im Urethraltrakt sind es schmerzhafte Reizzustände der Blase, Tenesmen, Harnträufeln oder Polakisurie, Jucken und Brennen in der Urethra sowie glasig-weißlicher, mäßig-

starker Ausfluß. Diese Zustände sind auf zwei Grundphänomene der allergischen Reaktion zurückzuführen. Allgemein oder lokal umschriebene ödematöse Durchtränkung der Schleimhaut und Spasmen der Muskulatur. Der Harntrakt ist durch die anatomische Struktur mit der großen Schleimhautoberfläche und der glatten Muskulatur sowie seiner Ausscheidungsfunktion für den Ablauf allergischer Reaktionen prädisponiert (Pastinszky).
Charakteristisch ist das intermittierende Auftreten der Beschwerden. Die objektiven Erscheinungen sind durch a) entzündliche Reaktionen, b) Spasmen der glatten Muskulatur und c) durch die Harnbefunde gegeben.
Bei den entzündlichen Reaktionen kann man einer Stufenskala von ödematöser Schwellung bis zur Hämorrhagie begegnen. Der Harnbefund ist durch Spuren von Eiweiß gekennzeichnet, das in Form einer geringen Trübung zutage tritt. Im Sediment erscheinen neben Schleim und Epithelien vor allem Granulocyten. Das gehäufte Vorkommen von Monocyten und Eosinophilen gibt einen Hinweis auf die allergische Genese (Nilzen), jedoch darf das Fehlen dieser nicht als Gegenbeweis gewertet werden. Weitere Hinweise für die allergische Urethritis sind neben dem Ausschluß anderer Ursachen die Anamnese sowie das prompte Ansprechen auf antiallergische Präparate und Corticosteroide. Der Beweis für die allergische Genese ist aber nur aus der Abhängigkeit von Exposition und Karenz und den positiven Allergietesten zu erbringen (Braun, Nardelli, Sarre u. Rother). Der Nachweis der Allergene mittels Hauttest stößt jedoch manchmal auf große Schwierigkeiten, da es sich z. B. bei nutritiven um sog. Komplexallergene handelt, die erst im Intermediärstoffwechsel entstehen und daher schwer nachgeahmt werden können.

Therapie

Die Behandlung der Allergosen der ableitenden Harnwege ist rein symptomatisch. Sie besteht in Calciumgaben, Anthistaminpräparaten. In schweren Fällen können auch Corticosteroide notwendig sein. Kausal ist die Erkennung und Vermeidung des auslösenden Agens notwendig. Wesentlich ist, daß an die Möglichkeit einer allergischen Pathogenese überhaupt gedacht wird (Sarre u. Rother).

Literatur

Braun, H.: Urethritis allergica des Mannes. Beitrag zum Krankheitsbild der Pseudogonorrhoe. Z. ärztl. Fortb. **48**, 253 (1954).

Kimmig, J.: Allergie und ihre Bedeutung für die neuzeitliche Medizin. Hamburger Univ.-Rede 22, 1957.

Klika, M.: Die nichtgonorrhoische Urethritis. Med. Wschr. **14**, 707 (1960).

Meyer-Rohn, J.: Klinische Allergieprobleme. Mkurse ärztl. Fortbild. **5**, 1958.

Nardelli, L.: L'uretrite allergiche. Minerva derm. **32**, 208 (1957).

Nardelli, L.: Le componenti allergiche nell' uretrite nongonorrhoiche. Minerva derm. **35**, 451 (1960).

Nilzen, A.: Allergic uretritis in woman. Nord. med. **61**, 624—625 (1964).
Pastinszky, J.: The allergic diseases of the male genito urinary tract with special references to allergic uretritis and cystitis. Urol. int. (Basel) **9**, 298 (1959).
Sarre, H., Rother, K.: Allergische Erkrankungen der Niere und der ableitenden Harnwege. In: Allergie. Hrsg. K. Hansen, Lübeck. Stuttgart: Georg Thieme 1957.

III. Nichtgonorrhoische Urethritis bei lokalen Erkrankungen der Urethra

1. Neubildungen

Zu den häufigsten Neubildungen im Urethralbereich zählen Condylomata acuminata (Gartmann, Morrow u. Mitarb.). Diese finden sich üblicherweise im Bereich der Glans penis und des Präputiums, können jedoch manchmal in die Urethra einwachsen. Dort verursachen sie, ebenso wie Urethralpolypen und flach aufsitzende Papillome einen Reizzustand, der sich in Form von Ausfluß, Miktionsbeschwerden, Brennen beim Urinieren und gelegentlich auch Harnverhalten manifestiert.

Maligne Tumoren sind primär selten in der Urethra zu finden. Sie bilden sich in der Pars anterior auf der Basis chronischer Reizzustände. Durch sie wird ein mäßiggradiger grau-weißlicher Ausfluß, der bei Zerfall der Tumoren auch blutig-eitrig werden kann, bedingt. Daneben kommen auch Schmerzen bei der Miktion, manchmal auch Harnverhaltungen vor. Malignome der Pars posterior gehen meist von der Prostata aus, wobei Schmerzen, die in die Kreuzbeingegend und in die Oberschenkel ausstrahlen, typisch sind. In fortgeschrittenem Stadium werden ganze Tumorpartikel abgestoßen.

2. Syphilis

Syphilitische Erscheinungen können sich in jedem Stadium an der Urethralschleimhaut manifestieren, doch finden diese meist selten Beachtung, da sie gegenüber anderen Manifestationen in den Hintergrund treten.

Der Primäraffekt ist in seltenen Fällen in der Urethra lokalisiert; dabei ist manchmal sogar die Sklerose von außen durchzutasten. Häufiger jedoch manifestiert er sich am Orificium urethra und erstreckt sich teilweise in das Harnröhreninnere.

Die intraurethralen Sklerosen äußern sich durch serösen, glasigen, manchmal eitrigen, unter Umständen auch hämorrhagischen Ausfluß. Zirkuläre Sklerosen können Strikturen vortäuschen. Im Exsudat und Harn finden sich zumeist massenhaft Spirochäten. Die charakteristische indolente Schwellung der inguinalen Lymphdrüsen weist auf die Diagnose Syphilis hin (Frühwald).

Auch exanthematische Manifestationen des Sekundärstadiums können sich an der Harnröhrenschleimhaut manifestieren. Die subjektiven Beschwerden sind diskret und äußern sich oft nur in Form eines geringgradigen morgendlichen Ausflusses.

Im Tertiärstadium sind drei Formen der urethralen Mitbeteiligung möglich: a) umschriebene Knotenbildung, b) primäre Geschwürsbildung, c) ausgedehnte Infiltrate (sog. cylindroide Syphilome nach Furnier). Die Urethritis kann aber auch von der durch eine syphilitische Erkrankung erfaßten Prostata, Harnblase oder den Schwellkörpern fortgeleitet bedingt sein. Mit der Infiltration und der Geschwürsbildung tritt meist ein grau-weißlicher schleimiger Ausfluß auf.

3. Ulcus molle

Ulcera mollae können auch im vorderen Anteil der Harnröhre gelegen sein und bewirken dort eine starke ödematöse Durchtränkung des Gewebes, die bis zum Harnverhalt führen kann. Durch sie wird ein serös eitriger Ausfluß bedingt (Werther). Endoskopisch finden sich runde ausgestanzte, in den Randgebieten stark unterminierte, am Grund speckig belegte Ulcera. Die Diagnose wird aus dem klinischen Bild, dem Nachweis des Erregers aus dem Harn bzw. dem Exsudat sowie aus dem Ergebnis der Inoculation gestellt. Als Komplikation der intraurethralen Geschwüre sind periurethrale Abscesse mit nachfolgenden Strikturen anzuführen.

4. Lymphogranuloma inguinale (Lymphopathia venerea)

Die Primärläsionen, soweit sie in der Urethra lokalisiert sind, sind hirsekorn- bis reiskorngroße Erosionen, die einen leicht schleimig-blutigen Ausfluß bedingen. Zur Diagnosestellung ist der Nachweis des Erregers, der der Gruppe der sogenannten großen Viren angehört, notwendig. Er läßt sich mit der Giemsa-Färbung, Viktoria-Blaufärbung oder im Dunkelfeld darstellen. Zum späteren Zeitpunkt stützt sich die Diagnosestellung auf die Freireaktion sowie den positiven Ausfall der Komplementbindungsreaktion mit Psittakoseantigen.

Literatur

Frühwald, R.: Pseudogonorrhoe. In: Jadassohn, Handbuch für Haut- u. Geschlechtskrankheiten, Bd. 21, S. 510. Berlin: Springer 1927.

Gartmann, E.: Intraurethrale verrucae acuminata in men. J. Urol. **75**, 717 (1956).

Morrow, J. R. P., McDonald, J. R., Emmet, L. J.: Condylomata acuminata of the urethra. J. Urol. **68**, 904 (1952).

Werther, F.: Urethritis simplex. Zbl. Haut- u. Geschl.-Kr. **14**, 296 (1922).

IV. Die nichtgonorrhoische Urethritis als Begleiterscheinung bei Allgemeinerkrankungen

1. Pemphigus vulgaris

Eine Mitbeteiligung der Urethralschleimhaut bei dieser Erkrankung ist möglich. Endoskopisch findet man meist keine Blasen, sondern nur herdförmige Substanzverluste. Die Patienten klagen über Brennen, namentlich beim Urinieren, später kommt es zu Ausfluß, der Epithelien, Leukocyten und fibrinöse Massen enthält (Scherber).

2. Erythema exsudativum multiforme

Obwohl vom Erstbeschreiber Hebra nie erwähnt, ist die Schleimhautbeteiligung in ca. einem Drittel der Fälle regelmäßig zu finden und als typisches Symptom dieser Erkrankung zu bezeichnen. Neben der Mundschleimhaut, den Conjunctiven kann auch die Genitalschleimhaut mitbefallen sein.

Auch bei den vielfach dem Erythema exsudativum multiforme zugeordneten Krankheitsbildern, wie mucocutaneo-oculäres Syndrom Fiessinger u. Rendu, oder Stevens-Johnson Syndrom ist eine Mitbeteiligung der Urethralschleimhaut möglich.

3. Typhus

Im Rahmen dieser Erkrankung kann eine Urethritis vorkommen. Die Bakteriurie beginnt in der 3. Krankheitswoche und führt manchmal unter dem Bilde einer parenchymatös-fettigen Degeneration der Niere zu einer Pyelitis, Cystitis und Urethritis. Histologisch findet man dabei herdförmige Infiltrate, eventuell auch kleine Abscesse. Oft werden die drüsigen Anteile der inneren Geschlechtsorgane betroffen. Typhusbacillen als Ursache einer Orchitis, Epididymitis, Spermatocystitis und Prostatitis wurden bakteriologisch einwandfrei von Pick festgestellt. Eine chronische typhöse Prostatitis, die fast immer symptomarm verläuft, kann außerdem Ursache eines langjährigen Ausscheidens der Bacillen sein.

4. Die tuberkulöse Urethritis

Die Seltenheit tuberkulöser Erkrankungen des Penis und der Urethra ist unumstritten. Mit Ausnahme einer Mitteilung von Menzel sind in den letzten Jahren keine einschlägigen Publikationen erfolgt.

Um eine Aussage über die Pathogenese der tuberkulösen Urethritis treffen zu können, ist es notwendig, die einzelnen Lokalisationen der Tbc am Penis aufzuzeigen. Sinner unterscheidet im urologichen Schrifttum folgende Veränderungen:

1. Oberflächlich ulceröse Gewebsveränderungen
2. Urethritis tuberculosa
3. Periurethritis tuberculosa
4. Chronisch-hyperplastische tiefgehende spezifische Entzündungen u. U. mit Cavernitis, Pericavernitis bis zur Einschmelzung.

Diese Lokalisationen betrachtet Sinner als Grundlage zur Beurteilung des Entstehungsmodus der Erkrankung. Der exogene Infektionsweg ist extrem selten und nimmt von der ulcerösen Form, die sich zunächst auf der Schleimhaut der Glans penis lokalisiert, seinen Ausgang. Eine Infektion durch Kontakt bei der Kohabitation ist nur in ganz ungewöhnlichen Einzelfällen möglich. Bis jetzt wurden nur etwa 10 Fälle von genitaler Übertragung in der Literatur beschrieben (Ljunggren). Diese niedrige Zahl ist um so bemerkenswerter, als ja Fälle von weiblicher Genital-Tbc nicht so selten sind und dadurch die Möglichkeit einer Infektion durch Kontakt für den Partner gegeben wäre (Menzel). Die häufigste Entstehungsart der Penistuberkulose bzw. der tuberkulösen Urethritis ist die sekundäre. Es handelt sich dabei um Fälle, bei denen außer dem Penis andere Teile des Urogenitaltraktes erkrankt sind. Sie gehören zur endogenen Infektion, wobei ein Fortschreiten des tuberkulösen Prozesses auf urinogenem, lymphogenem oder hämatogenem Weg erfolgen kann. Ausgangsort der Infektion können die Prostata, die Samenblasen oder die Urethra selbst sein; somit handelt es sich um die Fortsetzung einer bestehenden Tuberkulose der unteren Abschnitte des Urogenitalapparates, es wird von einer *kontinuierlichen* Infektion gesprochen. Andererseits kann sie auch durch tuberkulöse Veränderungen der höheren Abschnitte des Urogenitalsystems bedingt sein, ohne daß es zu einer Erkrankung der ganzen Urethra zu kommen braucht. Hier handelt es sich um eine *diskontinuierliche* Infektion (Sinner). Die Lokalisationstypen Periurethritis tuberculosa sowie Cavernitis und Pericavernitis sind für die Entstehung einer Urethritis nicht von Bedeutung. Der Pathogenese entsprechend, ist die Pars prostatica der Urethra häufiger ergriffen als der vordere Teil der Harnröhre. Dabei ist es zum Übergreifen der Erkrankung von der Blase oder Prostata auf die Harnröhre gekommen. Die tuberkulöse Urethritis ist charakterisiert durch Ulcerationen, die von grauen Membranen bedeckt sind. Histologisch findet sich — wenn noch keine tuberkulostatische Behandlung erfolgt ist — das charakteristische tuberkulöse Granulationsgewebe. *Klinisch* verläuft die Erkrankung symptomarm; stärkere Beschwerden werden erst angegeben, wenn es zur Ausbildung von Strikturen gekommen ist. Manchmal können sich periurethrale Abscesse mit eitriger Einschmelzung ausbilden, die in die Harnröhre perforieren. Die Sicherung der Diagnose erfolgt mittels des Nachweises der Tuberkelbacillen. Die *Behandlung* der Erkrankung ist langwierig. Von den Präparaten mit spezifischer Wirkung sind Streptomycin, die Isoniacid-Derivate, Thiosemicarbazone sowie die Paraaminosalicylsäure zu nennen.

5. Morbus Behçet

Bei diesem Syndrom, dessen Ätiologie nicht sicher bekannt ist, finden sich als Hauptsymptome neben einer Hypopyoniritis, die zur Blindheit führen kann, Aphthen an der Mundschleimhaut und Ulcerationen im Genitalbereich, insbesondere in der Urethra (Fritschi, Söltz-Szöts).

6. Lepra

Lepröse Manifestationen im Urogenitaltrakt findet man nur bei der L-Form, wobei das Substrat das Leprom ist. Obwohl das Mycoabacterium leprae auf der Urethralschleimhaut gefunden werden kann, ist die Diagnose wegen der Ähnlichkeit mit dem Mycobacterium smegmatis schwierig. Nur das Vorhandensein ganzer Nester von säurefesten Stäbchen macht gemeinsam mit dem klinischen Bild und dem Verlauf eine exakte Diagnose möglich (Harkness u. Brownlee, Harkness u. Suchett-Kaye).

7. Influenza

Als Komplikationen einer Grippe können sich degenerative Veränderungen im Bereich der Niere, der Blase, Prostata, des Nebenhodens und der Samenblase finden und von dort ausgehend eine Urethritis auslösen (Morson, Bugbee). Eine bakterielle Superinfektion kann der durch das Virus geschädigten Schleimhaut leicht aufgepfropft werden, wobei das Exsudat eitrig, fibrinös und auch hämorrhagisch wird.

8. Infektiöse Kinderkrankheiten

Bei Scharlach und Masern kann im Rahmen der katarrhalischen Erscheinungen an den Schleimhäuten auch die Urethra erfaßt werden (Frühwald). Die Scharlachurethritis wird als Herdinfekt aufgefaßt, wobei es manchmal möglich ist, hämolysierende Streptokokken aus dem Abstrich zu kultivieren. Auch bei Varicellen und Rubeolen werden an der Urethralschleimhaut ähnliche Veränderungen beschrieben (Harkness, Scherber).

Literatur

Bugbee, H. G.: Infections of the genitourinary tract complicating influenca. J. Amer. med. Ass. **73**, 1053 (1919).

Fritschi, T.: Beitrag zur Klinik der Dermato-Stomatitis. Arch. Derm. Syph. **179**, 573 (1939).

Frühwald, R.: Pseudogonorrhoe. In: Handbuch der Haut- u. Geschl.-Krankh. Hrsg. J. Jadassohn, Bd. 21, S. 478. Berlin: Springer 1927.

Harkness, A. H.: Non gonococcal urethritis. Zbl. Haut- u. Geschl.-Kr. **79**, 84 (1950).

Harkness, A. H., Brownlee, G.: Leprosy treated with sulfethron in 1943. Proc. roy. Soc. Med. **41**, 309 (1948).

Harkness, A. H., Suchett-Kaye, A. J.: Leprosy. Proc. roy. Soc. Med. **41**, 306 (1948).

Ljunggren, E.: In: Handbuch der Urologie. Hrsg. C. E. Alken, V. W. Dix, H. M. Weyrauch, E. Wildbolz, IX. Berlin-Göttingen-Heidelberg: Springer 1959.

Menzel, E.: Diagnostische Gesichtspunkte bei der Penis-Tbc. Z. Urol. **59**, 287—291 (1966).

Morson, C.: The genitourinary complications of influenca. Brit. J. Urol. **14**, 11 (1942).

Pick, H.: Über die Genese der Infektion des Urins mit Typhusbazillen beim Abdominal-Typhus und über akute typhöse Prostatitis und Spermatocystis. Derm. Studien, Bd. 20, 1910.

Scherber, G.: Nicht gonorrhoische Harnröhrenentzündung. In: Arzt und Ziehler: Lehrbuch der Haut- u. Geschl.-Kr., Bd. 5, 631. Berlin-Wien: Urban & Schwarzenberg 1935.

Sinner, W.: Die Tbc des Penis. Z. Urol. **49**, 672—678 (1949).

V. Psychogene Pseudourethralbeschwerden

Dieses Leiden ist gekennzeichnet durch ein unspezifisches Erscheinungsbild und die Hartnäckigkeit gegenüber jedweder Therapie. Die subjektiven Beschwerden sind von Fall zu Fall verschieden und lassen sich in folgende Gruppen unterteilen (Borelli):

1. Schmerzen im Bereich des Genitales, der Anhangsdrüsen, im Inguinal- und Analbereich sine materia, oft mit Potenzeinschränkung.
2. Zeitweilige Exsudation aus der Harnröhrenmündung als Folge einer Sekretion der Prostata oder der akzessorischen Drüsen ohne Entzündung derselben.
3. Brennen in der Harnröhre (ohne entzündliches Substrat).
4. Zeitweiliges morgendliches Nässen aus der Urethra, das sich als falsch bewertete Pollution erklären läßt.
5. Klagen über Ausfluß sowie über Feuchtigkeit im Harnröhrenmündungsbereich, die nicht objektiviert werden können. Es handelt sich um Selbsttäuschung, Einbildung oder Überbewertung bzw. falsche Bewertung normaler Zustände.

Diese Beschwerden können sich psychisch, aber auch psychosomatisch äußern. Das heißt, die Folgen einer Venerophobie oder Veneromanie können sich als Neurose ohne jede körperliche Erscheinungen äußern oder es gesellen sich körperliche Beschwerden dazu. Schmerzen, Brennen, Krämpfe oder auch echte Sekretabsonderungen von Prostata und Drüsen wären im Sinne von Kemper als Dauermanifestation einer echten Organneurose aufzufassen.

Dabei konzentrieren sich die Angstzustände dieser Patienten immer wieder um bestimmte Konflikte, wie a) Masturbation, b) venerische Infektion und c) zweifelhaften Geschlechtsverkehr mit suspekten Partnerinnen (in bezug auf venerische Infektionen).

Als Basis dieser psychischen Veränderungen nennt Borelli elterliche Erziehung, umweltbedingte religiös-ethische Auffassung von Moral

mit Folge der Furcht vor Geschlechtskrankheiten,

mit Folge der Angst, die Ehefrau und Partnerin zu infizieren (eventuell Potenzbehinderung),

mit Schuldkomplexen gegnüber den Nachkommen („bis ins dritte oder vierte Glied"),

mit Angst vor Spätfolgen —

gestörten Umweltkontakt, gestörte Beziehung zwischen Ehepartnern und zum Du.

Nach Agostini weisen diese Patienten oft primär ein gestörtes Sexualleben auf, oft abwegige Veranlagungen. Manchmal gehen den sog. Urethritissymptomen auch enteropathische Zustandsbilder voraus, die sich parallel mit der Sexualneurose bessern oder wieder verschlechtern. Manganotti konnte nachweisen, daß die exkretorischen Drüsen dieser Patienten auf emotionelle Erregungen stark reagieren.

Aus der neurotischen Psyche ist auch die Einstellung zu einer venerischen Infektion dieser an einer psychogenen Pseudourethritis erkrankten Patienten zu erklären.

1. Die Geschlechtskrankheit wird als Geißel Gottes aufgefaßt.
2. Sie wird als dunkler Punkt im Leben des Patienten gewertet, der ihn brandmarkt und außerhalb der Gesellschaft stellt.
3. Sie ist nur der Ausdruck und die Folge eines sexuell ausschweifenden Lebens.

Diese Ansichten decken sich teilweise auch mit einem allgemein gepflegten Pseudomoralbegriff, der zwar über den außerehelichen, unerlaubten Geschlechtsverkehr hinwegsieht, eine sich daraus ergebende venerische Infektion aber wird als verwerflich und unmoralisch aufgefaßt. Ebenso wird einem unspezifischen, nicht venerischen Leiden eine wesentlich mildere Einstellung entgegengebracht als einer auf die gleiche Weise erworbenen Geschlechtskrankheit.

Die *Therapie* besteht in Sedierungsmaßnahmen und Spasmolytica; vielfach ist eine psychotherapeutische Behandlung unumgänglich notwendig.

Literatur

Agostini, A.: In tema di uretriti non gonocochiche rilievi psicosessuologichi nei prozenti. Minerva derm. **30**, 700 (1956).

Borelli, S.: Geschlechtskrankheiten und nichtspezifische Erkrankungen. Handb. Haut- u. Geschl.-Kr. Hrsg. H. A. Gottron, Ergänzungswerk VIII, 515. Berlin-Heidelberg-New York: Springer 1967.

Butt, A. J., Douglas, J. W., Perry, P. Q.: Dyspareunia dew to chronic non specific urethritis. Amer. J. Obstet. **60**, 908 (1950).

Kemper, W.: Die Störungen der Liebesfähigkeit. Z. Psychother. Psychol. **6**, 233 (1956).

Manganotti, G.: Rilievi sulla psicologia di sogetti con uretriti non gonocochiche. Minerva derm. **32**, 184 (1957).

Orlowsky, H.: Die Folgen der am Colliculus lokalisierten Entzündungen der Urethra posterior. Urol. a. cut review, May 1913.

Scherber, G.: Die nichtgon. Harnröhrenentzündungen. In: Arzt u. Ziehler: Die Haut- u. Geschl.-Kr., Bd. V, 627. Berlin-Wien: Urban & Schwarzenberg 1935.

C. Morbus Reiter

Die große Zahl der in den letzten Jahren über dieses Syndrom erschienenen Publikationen zeigt, daß dieses Krankheitsbild keineswegs als Rarität anzusehen ist. Man muß vielmehr annehmen, daß diese Erkrankung vielfach nicht ausreichend beachtet und deswegen oft auch nicht diagnostiziert wird. Bei aufmerksamer Beachtung gelingt es jedoch immer wieder auf neue Fälle zu stoßen. Durch die Vielfalt der Symptomatik beschäftigt der Morbus Reiter nicht nur den Dermatologen, sondern ist auch für den Ophthalmologen und Rheumatologen von Bedeutung. In diesem Zusammenhang soll auf den grundlegenden Handbuchartikel von Bohnstedt (1964) hingewiesen werden.

Definition

Die Definition des Morbus Reiter (MR) beinhaltet das Auftreten der Trias „Urethritis—Arthritis—Conjunctivitis", doch kann sich eine Anzahl weniger konstanter Symptome, wie z. B. die Mitbeteiligung der Haut und Schleimhäute, der Lunge, des Kreislaufsystems und des Zentralnervensystems hinzugesellen. Andererseits können aber auch inkomplette Formen, die sich meist in Urethritis und Arthritis äußern, bestehen, auch kann es manchmal zu einer „Dissoziation der Symptome" kommen, so daß Augen- oder Hautläsionen jahrelang der ersten Affektion nachhinken. Für den Verlauf des MR ist die Rezidivfreudigkeit typisch: In mehr als der Hälfte der Fälle kommt es nach Abheilung der ersten Attacke im Abstand von 6 Monaten bis Jahren zu einem oder mehreren Rezidiven.

Die Krankheit tritt, wie Harkness (1949) anhand von Literaturberichten und zahlreichen eigenen Fällen beobachten konnte, sowohl nach abgeheilter Ruhr und anderen Erkrankungen des Gastrointestinaltraktes als auch im Anschluß an Geschlechtskrankheiten auf, in seltenen Fällen geht eine Infektion mit alpha-hämolisierenden Streptokokken vor, ebenso kann jede Vorerkrankung fehlen.

Ätiologie

Zunächst bestand die Annahme, daß die Symptome des MR zu den Komplikationen der Gonorrhoe zu zählen seien, dann wieder machte man teils Ruhrbacillen, teils Gonokokken für die Erkrankung als auslösendes Agens verantwortlich. Nach anderen Auffassungen sollte es sich um eine entweder isoliert oder als Zweitkrankheit auftretende Infektion mit Urethritis und Arthritis handeln, die in Europa, Nordafrika und im Fernen Osten häufig postdysenterisch, in England und Nordamerika eher nach venerischen Infektionen auftritt und wahrscheinlich durch den Geschlechtsverkehr übertragbar ist (Harkness, 1950).

Die Suche nach dem Erreger der Krankheit begann mit Reiters Nachweis einer „Spirochaeta Forans" 1916 aus dem Blut eines Patienten. Reiter wie auch anderen Autoren gelang es in der Folgezeit jedoch nicht, diesen Nachweis zu reproduzieren.

Nach weiteren zahlreichen fehlgeschlagenen Bemühungen um den Erregernachweis entstand im letzten Jahrzehnt eine rege Diskussion um die Rolle der Mycoplasmen (Pleura-Pneumonia-Like Organisms — PPLO) beim MR. Besondere Bedeutung messen manche Autoren (Sheppard, 1964) dem sogenannten T-Stamm der PPLO bei. 1965 konnte Bartholomen bei systematisiertem Lupus erythematodes, rheumatischer Arthritis und MR — nicht aber bei Patienten mit traumatischer Arthritis, Osteoarthritis, Leukämie und Gicht PPLO nachweisen. Die Isolierung gelang nur auf Gewebekulturen — das Material stammte aus Synovialflüssigkeit, Knochenmark, Niere und Serum. Eine direkte Inoculation im Mycoplasmenmedium war negativ. Sharp (1970) lehnt die Bedeutung der Mycoplasmen als Erreger des MR ab, nachdem er sowohl bei Übertragung von Synovialflüssigkeit auf Mycoplasmenmedium als auch bei Verimpfung auf Hühnerembryonen weder Mycoplasmen isolieren, noch züchten konnte.

Da auch bei NGU (nichtgonorrhoische Urethritis) die Bedeutung der PPLO noch nicht endgültig entschieden ist, muß man wohl aus diesen gegensätzlichen Aussagen den Schluß ziehen, daß sowohl die ätiologische Verwandtschaft des MR mit der NGU in bezug auf die Übertragung durch Geschlechtsverkehr als auch der tatsächliche Zusammenhang zwischen NGU, MR und dem T-Stamm der Mycoplasmen bis jetzt nicht bewiesen sind.

Die in den letzten Jahren ausgesprochene Annahme, daß das sogenannte Tric-Agent (Trachoma including-Conjunctivitis = Chlamydozoon oculogenitale) als auslösendes Agens für den MR verantwortlich sei, ist ebenfalls noch ungeklärt. Nach Hahn u. Masi (1968) konnte der Erreger bei 43—63 Prozent von Patienten mit MR aus Conjunctiva- und Urethraexsudat sowie aus der Synovialflüssigkeit isoliert werden. Komplementbindende Antikörper wurden in 30—35 Prozent der Fälle gefunden. Dieselben Autoren vermuten jedoch, da Chlamydozoen auch in der normalen Darmflora und Urethralflora bei Gesunden vorkommen können, daß es möglicherweise nur bei ihrem Eintritt in die Blutbahn durch vorgeschädigte Darm- oder Urethralschleimhaut zu Infekten verschiedener Organe oder zu einer hyperergisch-allergischen Reaktion kommt.

Christian (1970) spricht sich gegen das Tric-Agent als ätiologischen Faktor beim MR aus, da komplementbindende Antikörper sowohl bei der NGU als auch beim MR nachweisbar sind.

Gegen Mycoplasmen und Tric-Agent als Ursache des MR spricht auch, daß beide Erreger auf Tetracycline ansprechen, während beim MR mit dieser Therapie kein Erfolg zu erzielen ist.

Von Storm-Mathissen (1946) wurde der MR als allergische Reaktion auf verschiedene Mikrobenantigene angenommen; diese Autoren inoculierten Synovialflüssigkeit von an MR erkrankten Patienten mit MR und Gesunden.

Bei den Kranken war die Hautreaktion positiv, bei den Kontrollpersonen negativ. Auch andere Autoren vermuten ein allergisches Geschehen beim MR, ohne daß bisher eine exakte Beweisführung dafür erbracht werden konnte. Grimble wies 1964 zirkulierende Antikörper des präcipitierenden und komplementfixierenden Typs bei MR-Patienten gegenüber aus der Prostata von Gesunden gewonnenem Antigen nach und zog daraus die Schlußfolgerung, daß der MR eine Autoaggressionskrankheit sein könnte.

Im selben Jahr äußerten Wright u. Reed die Vermutung, daß eventuell ein ähnlicher Entstehungsmechanismus wie beim Rheumatismus durch betahämolysierende Streptokokken vorliege.

Abschließend ist wohl aus der Summe dieser zahlreichen Meinungen und Aussagen zu folgern, daß es bisher nicht gelungen ist, einen eindeutigen und signifikanten Erregernachweis durchzuführen, wie auch die Zuordnung zu den Autoimmunopathien noch nicht geklärt ist.

Symptomatik

Urethritis. Sowohl im Anschluß an Ruhr als auch nach einer abgelaufenen venerischen Infektion tritt in den meisten Fällen die Urethritis als Intialsymptom auf. Es kommt zum Brennen in der Urethra, begleitet von Rötungen und Schwellungen der Schleimhaut und Ektropionierung des Orificiums. Der Fluor ist zunächst klar, schleimig, grau, wird später schleimig-eitrig, eventuell sogar hämorrhagisch. In manchen Fällen kann sich die Symptomatik aber auch auf eine ganz geringe morgendliche Exsudation beschränken. Im Abstrich findet man Schleim, Leukocyten, Epithelzellen und nur wenig Bakterien.

In 6—20 Prozent der Fälle — ausschließlich bei jungen Männern — kann auch eine Cystitis auftreten, die manchmal sehr mild verläuft, manchmal aber das Bild einer abakteriellen, hämorrhagischen Cystitis bietet. Es kommt neben starken Schmerzen zu Miktionsbeschwerden, der Harn ist blutig-eitrig, jedoch bakteriologisch steril (Harkness, 1949). Die Cystitis soll auf Breitbandantibiotica gut ansprechen, weshalb Verg u. Mitarb. (1957) annahmen, daß es sich um eine Infektion mit PPLO handeln könnte.

Im Bereich des Urogenitaltraktes kann es ferner — wenn auch selten — zu Prostatitis, Epididymitis und Orchitis kommen. So fanden Mori u. Zak 1960 bei einem Patienten, der seit dem 25. Lebensjahr an rezidivierenden Attacken des MR durch 33 Jahre hindurch gelitten hatte und ad exitum gekommen war, bei der Autopsie geringe entzündliche Veränderungen an der Prostata.

Arthritis. In 97,2 Prozent der Fälle liegt eine Mitbeteiligung der Gelenke vor (Bohnstedt, 1964), die sich als Polyarthritis, seltener im Befall einzelner Gelenke (Ellbogen und Knie), oder auch nur als Arthralgie äußern kann.

Augen. Eine Mitbeteiligung der Augen liegt in ca. 90 Prozent der Fälle vor, und zwar werden meist beide Augen befallen. Es kommt zu Conjunctivitis und Skleroconjunctivitis mit Hornhautödem und katarrhalischem bis fribrinoidem Sekret, manchmal auch zu Keratitis superficialis, Keratitis interstitialis und Ulcus corneae. Diese Erscheinungen klingen meist nach 4—6 Tagen ab. Eine schwererwiegende Komplikation stellt die im Gegensatz zur Conjunctivitis wesentlich später, im Rahmen schwerer Attacken auftretende ein- oder beiderseitige Iritis dar, die zu einer Verschlechterung des Sehvermögens, manchmal sogar zur Erblindung führt. Es kommt auch vor, daß die Iritis als einziges Symptom der Rezidive wiederkehrt, während alle anderen Symptome abheilen. So stellt eine rezidivierende Iritis oft ein diagnostisches Problem dar, und man sollte vor allem bei jungen Männern eine Einordnung zum MR in Erwägung ziehen.

Haut- und Schleimhautveränderungen. Ende des vorigen Jahrhunderts wurden die hyperkeratotischen Hautveränderungen der Gonorrhoe zugeordnet,

Vidal (1895) und Jeanselme (1895) bezweifelten bereits diesen Zusammenhang, und 1934 beschrieb Wiedmann dieselben unter dem Namen „Keratoderma blennorrhagicum" als die für den MR charakteristischen Hautveränderungen. Die Angaben über die Prozenthöhe der Mitbeteiligung der Haut schwanken zwischen 0,9 Prozent (Paronen, 1948), 11 Prozent (Bohnstedt) und 29 Prozent (Harkness, 1949). Es ist zwischen zwei Erscheinungsformen zu unterscheiden: Einerseits kann es zum isolierten Befall der Palmae und Plantae in Form von flächenhaft ausgebreiteten, schwielenartigen Verdickungen der Hornschicht kommen, mit einer Dicke von 1—2 mm, bräunlicher Farbe und deutlicher Schichtung grober Hornlamellen; andererseits kann ein disseminiertes Exanthem bestehen, das vor allem Ober- und Unterschenkel, Handgelenke, Rücken, Nabelgegend, Scrotum und Penis bevorzugt. Die Efflorescenzen sind zunächst linsengroß-flach papillomatös, entwickeln sich bald zu Pusteln mit entzündlichem Randsaum und bilden dann eine austernschalenartige Schuppenkruste (in diesen Fällen bestehen Veränderungen an Palma und Planta, die als kupferbraune, linsengroße, rundliche, rupisartige Herde mit hornartiger Kruste erscheinen). Die Einzelefflorescenzen werden mit einem Tapeziererernagel verglichen. Ferner bestehen noch ausgesprochen psoriasiforme Herde.
Die Hautveränderungen dauern meist einige Wochen bis Monate. Auffallend ist die klinische Ähnlichkeit und histologische Identität (Perry u. Mayne, 1965; Lever, 1958) der keratotischen Phase des MR mit der rupioiden Psoriasis (Psoriasis pustulosa): bei beiden findet man im histologischen Bild vorwiegend spongiforme Pusteln in Form einer Anhäufung polymorpher Leukocyten im verdickten Stratum corneum.
Veränderungen der Nägel können gleichzeitig mit dem Keratoderma blennorrhagicum oder auch isoliert auftreten. Man findet eine entzündliche Veränderung des Nagelfalzes. Die Nagelplatte wird durch subunguale Hyperkeratosen abgehoben und erscheint gelblich opak, verdickt und längsgeriffelt (Twiss u. Douglas, 1946; Ervenich u. Wetter, 1962).
Der häufigste Haut- bzw. Schleimhautbefall — die Angaben schwanken zwischen 21—43 Prozent der Fälle (Paronnen, 1948; Harkness, 1949; Csonka, 1965) — zeigt sich in der sog. „Balanitis circinata parakeratotica", die meist vor dem Keratoderma auftritt und die Glans penis, den Sulcus coronarius, manchmal auch das innere Blatt des Präputiums und eventuell sogar den Penisschaft befallen kann. Zunächst findet man nur diskrete, opake Bläschen mit gerötetem Hof, die schon nach einigen Stunden platzen und zur Confluenz neigende, hellrote Erosionen hinterlassen. Bei zirkumzidierten Patienten kann es eventuell zu Schuppenbildung kommen. Die Balanitis verursacht kaum Beschwerden und heilt meist nach einigen Wochen bzw. Monaten ab.
Zu erwähnen wäre noch die Stomatitis, die zu Beginn der Erkrankung auftreten kann. Zunächst zeigen sich kleine Bläschen, die sich bald in Ulcera oder leicht elevierte rote Papeln mit grauem Belag verändern, gleichzeitig bestehen starker Foetor ex ore und heftige Schmerzen. Ferner kann es, abgese-

hen von der in vielen Fällen wochenlang vorangehenden und zur Zeit des Beginnes des MR bereits abgeheilten Dysenterie manchmal auch im Anfangsstadium des MR zum Auftreten einer unspezifischen Entero-Colitis kommen.

Viscerale Beteiligung. Im Rahmen des MR kann es neben den unspezifischen Symptomen einer Allgemeinerkrankung, wie septische Temperaturen durch 2 bis 3 Wochen, Schweißausbrüchen, Milzvergrößerung und Lymphknotenschwellung (Reich, 1966) auch zu einer Mitbeteiligung der inneren Organe kommen. Die Mitbeteiligung des Respirationstraktes äußert sich in Rhinitis, Epistaxis, Pharyngitis, Laryngitis und auch einer entweder trockenen oder exsudativen Pleuritis mit eher mildem und kurzem Verlauf. Manchmal kommt es auch zu einem Befall des peripheren und zentralen Nervensystems mit neuralgiformen Beschwerden an Extremitäten, Schädel und Intercostalbereich.

Laboratoriumsbefunde. Die Blutsenkung ist im akuten Stadium meist stark erhöht und kann — obwohl sie in einzelnen Fällen auch in der akuten Phase normal ist — als Indikator für den Verlauf angesehen werden. Im Blutbild zeigt sich bisweilen eine leichte normochrome Anämie, sowie nach Paronen (1948) in 16 Prozent der Fälle eine Leukocytose von 10 000—18 000. In der Elektrophorese kommt es zu einer Verschiebung des Albumin-Globulingleichgewichtes zugunsten der Globuline.
Rheumafaktoren und Antistreptolysintiter geben im Gegensatz zu rheumatischen Erkrankungen keinen positiven Befund.
Pekin u. Mitarb. (1947) fanden im Gelenkspunktat von an MR Erkrankten mit großer Regelmäßigkeit Makrophagen, die als Einschlußkörper polymorphkernige Leukocyten und basophile granuläre Strukturen aufwiesen. Außer bei durch gramnegative Keime hervorgerufener infektiöser Arthritis wurden bei anderen zu Vergleichszwecken herangezogenen Gelenkserkrankungen keine derartigen typischen Befunde erhoben. Außerdem beobachteten diese Autoren, daß die Komplementaktivität des Punktates bei Reiter-Arthritis verglichen mit Antigenen rheumatischer Arthritis und Lupus erythematosus deutlich höher liegt.

Verlauf und Prognose

Geht eine sogenannte „induzierende" Krankheit wie eine gastrointestinale oder venerische Infektion voran, treten die ersten Symptome des MR nach einer Latenzperiode von wenigen Tagen bis drei Monaten auf. Die Reihenfolge der Symptome ist verschieden. Nach Harkness (1949) ist der Beginn mit der Urethritis, gefolgt von Conjunctivitis und schließlich Arthritis, die häufigste Variante. Die Dauer der ersten Attacke kann sich von zwei Wochen bis zu einigen Jahren hinziehen, doch ist ein Durchschnitt von ca. drei Monaten anzunehmen. Im Anschluß daran ist einerseits eine spontane Heilung möglich, andererseits kommt es nach Ford (1960) zu 50 Prozent, nach Csonka (1965) in ca. 62 Prozent der Fälle zu Rezidiven, wobei das erscheinungsfreie Intervall zwischen der ersten Attacke und dem ersten Rezidiv laut Fallberichten zwischen drei Monaten und 36 Jahren schwankt. Dabei ist sowohl möglich, daß eine vollständige Trias von einem unvollständigen Rezidiv mit weniger Symptomen und milderem Verlauf gefolgt wird als auch, daß ein Symptom erst nach Jahren auftritt und somit erst das Rezidiv die vollständige Trias zeigt. Manchmal stellen die Intervalle zwischen den Rezidiven keine absoluten Remissionen dar, sondern es kommt lediglich zu einem Wechsel zwischen mehr oder weniger aktiven Perioden, wobei sich bei längerer Dauer — Csonka (1960) weist auf die Ähnlichkeit des Rezidivmusters bei MR zu dem des rheumatischen Fiebers hin — manchmal Gelenksdeformierungen ausbilden. Die Prognose des MR ist quo ad vitam gut, quo ad sanationem aber, im Hinblick auf die Rezidivfreudigkeit der Erkrankung und mangels einer Therapie der Wahl, fraglich. Zwar sind Spätresiduen wesentlich seltener als bei Erkrankungen des rheumatischen Formenkreises, doch kann es beim MR zu Fußdeformierungen, Ankylosen und Sehverschlechterungen bis Sehverlust kommen.

Therapie

Eine spezifische Therapie ist bisher nicht bekannt. Versucht wurden bisher Antibiotika, Antihistaminica, Antirheumatica — darunter hochdosierte Salicylate — Fiebertherapie und Insulinschock ohne wesentlichen Erfolg. Cortison wurde sowohl allgemein wie auch intraarticulär und lokal mit unterschiedlichem Ergebnis angewandt. Phenylbutazon mit seiner starken analgetischen und antiinflammatorischen Wirkung kann im subakuten und chronischen Stadium einige Erleichterung bringen, doch warnen Catterall (1968) und Christian (1970) wegen der Gefahren von Nebenwirkungen bei längerer Anwendung.

Methotrexate. Wegen der Ähnlichkeit zwischen den Hauterscheinungen beim MR und der Psoriasis pustulosa sowie dem gleichen rezidivierenden Verlauf beider Erkrankungen wurde in den letzten Jahren versucht, das Krankheitsbild mit Methotrexate zu beeinflussen. Mullins u. Mitarb. (1966) und Farber u. Mitarb. (1967) berichteten über gute Erfolge bei 6 bzw. 2 Patienten mit Hauterscheinungen und Gelenksbeschwerden, die vorher schon erfolglos mit Penicillin, Cortison, Antimalariamitteln und Salicylaten behandelt worden waren. Die Medikation wurde einerseits mit 5 mg per os täglich, andererseits mit 25 mg intramuskulär wöchentlich durchgeführt. Die Abheilung der Hauterscheinungen und das Abklingen der Gelenksbeschwerden — allerdings unter Zurückbleiben von Deformitäten — traten nach ungefähr 3 Monaten ein.

Diese günstigen, mit Methotrexate erzielten Ergebnisse können auf Grund eigener Untersuchungen bestätigt werden. In den letzten zwei Jahren gelang es bei vier Patienten mit typischem Morbus Reiter, das Krankheitsgeschehen durch Methotrexate günstig zu beeinflussen. Die Abheilung der Haut- und Gelenksveränderungen erfolgte zwischen zwei und vier Monaten nach Beginn der Behandlung. Bisher wurde nach Absetzen der Therapie ein Rezidiv nur bei einem Patienten beobachtet.

Die Behandlung bestand in wöchentlichen intramuskulären Injektionen der Präparation, wobei zunächst zweimal 50 mg Methotrexate gegeben wurden und dann die wöchentliche Dosis auf 25 mg reduziert wurde (Fanta u. Söltz-Szöts, 1971).

Voraussetzung der Methotrexatebehandlung ist ständige Kontrolle der Leber- und Nierenfunktion sowie des Blutbildes.

Die beim Morbus Reiter in den letzten Jahren gewonnenen Forschungsergebnisse lassen folgende Schlüsse zu:

1. Das Krankheitsbild des Morbus Reiter ist keineswegs als Rarität anzusehen, es wird nur teilweise in Nichtbeachtung der Symptomatologie relativ selten diagnostiziert, wobei darauf hinzuweisen wäre, daß zu Beginn der Erkrankung nicht sämtliche Symptome der Trias vorhanden sein müssen. So sollten z. B. Männer mit asymmetrischer Arthritis besonders der Beingelenke auf morgendlichen Fluor untersucht werden (Ford, 1960). Auch weisen in manchen Fällen rezidivierende Iritiden bei jungen Männern auf MR hin.

2. Die Ätiologie der Erkrankung ist noch immer ungeklärt. Es ist anzunehmen, daß der MR durch vorangegangene Infektionskrankheiten wie Gonorrhoe, Ruhr und andere induziert werden kann. Die Möglichkeit, daß der MR durch verschiedene Mikroorganismen wie Streptokokken, Chlamydozoen, Tric-Agent ausgelöst wird, kann bisher nicht ausgeschlossen werden. Als sicher angesehen werden kann, daß die einmal manifeste Erkrankung auf Kontaktpersonen nicht übertragbar ist. Auch fehlt bis jetzt der Beweis dafür, daß während des Krankheitsverlaufes im Organismus gefundene Mikroorganismen als Unterhaltungsfaktoren anzusehen sind. Auf Grund der Hautveränderungen sowie des klinischen Verlaufes wäre eine Verwandtschaft mit der Psoriasis, insbesondere der Psoriasis pustulosa, möglich.

3. Die bisher unbefriedigende Therapie erfuhr mit dem Methotrexate insofern eine Bereicherung, als es damit gelingt, die Krankheitsdauer abzukürzen, Rezidive werden jedoch auch mit dieser Behandlung, ebenso wie bei der Psoriasis nicht zu verhindern sein.

Literatur

Bartholomen, L. E.: Isolation and characterisation of mykoplasma (PPLO) from patients with rheumatoid arthritis. Systemic. Arthr. Rheum. **8**, 376 (1965).

Bohnstedt, R. M.: In: Handbuch der Haut- u. Geschl.-Kr., Ergänzungsband VI/1, 931—966. Hrsg. J. Jadassohn. Berlin-Göttingen-Heidelberg-New York: Springer 1964.

Catterall, R. D.: Fatal reaction to phenylbutazone in a patient with RD. Brit. J. venerol. Dis. **44**, 151 (1968).

Christian, Ch. L.: Reiter's syndrom. Arthr. Rheum. **13**, 505 (1970).

Csonka, G. N.: Recurrent attacks in Reiter's disease. Arthr. Rheum. **3**, 164 (1960).

Csonka, G. N.: Reiter's syndrom. Ergebn. inn. Med. Kinderheilk., Bd. 125. Berlin-Heidelberg-New York: Springer 1965.

Ervenich, P., Wetter, O.: Beitrag zur Reiterschen Erkrankung mit Hautbeteiligung. Zbl. Haut- u. Geschl.-Kr. **32**, 360 (1962).

Fanta, D., Söltz-Szöts, J.: Zum Morbus Reiter. Wien. klin. Wschr. **83**, 841—845 (1971).

Farber, G. A., Forshner, J. G., O'Quinn, S. E.: Reiter's syndrom. Treatment with Methotrexate. J. Amer. med. Ass. **200**, 171 (1967).

Ford, D. K.: The relationship of human PPLO to arthritis complicating urethritis. Arthr. Rheum. **3**, 395 (1960).

Grimble, A.: Autoimmunity — Reiter's syndrom. Brit. J. venerol. Dis. **39**, 245 (1963).

Hahn, B. H., Masi, A. T.: Epidemiologic consideration in Reiter's syndrom. John Hopkins med. J. **122**, 387 (1968).

Harkness, A. H.: Reiter's disease. Brit. med. J. **1947 I**, 72 — **II**, 611.

Harkness, A. H.: Reiter's disease. Brit. J. venerol. Dis. 1949, **25**, 185.

Lever, W. F.: Histopathologie der Haut. Stuttgart: Fischer 1958.

Mori, K., Zak, F. G.: A case of Reiter's syndrom with complete autopsy. Acta derm.-venerol. (Stockh.) 40, 362 (1960).

Mullins, J. F., Marberg, J. D., Stone, O. J.: Reiter's syndrome treated with folic acid antagonists. Arch. derm. Clin. **94**, 335 (1966).

Paronen, I.: Reiter's disease: A study of 344 cases observed in Finnland. Acta med. scand. Suppl. 212, 1948.

Pekin, Th. J., Malinin, Th. J., Zvaifler, N. J.: Unusual synovial fluid findings in Reiter's syndrom. Ann. intern. Med. **66**, 677 (1967).

Perry, H. O., Mayne, J. G.: Psoriasis and Reiter's syndrome. Arch. Derm. **92**, 129 (1965).

Reich, H.: Lymphknotenbeteiligung bei Reiterscher Erkrankung. Hautarzt **17**, 406 (1966).

Reiter, H.: Über eine bisher unbekannte Spirochäteninfektion. Dtsch. med. Wschr. **42**, 1535 (1916).

Sharp, J. T.: Mykoplasmas and arthritis. Arthr. Rheum. **13**, 263 (1970).

Sheppard, M. C.: Possible role of T-strain mykoplasma non-gonococcal urethritis. J. Amer. med. Ass. **188**, 729 (1964).

Storm-Mathissen, A.: Cutaneous tests for Reiter's disease. Acta derm.-venerol. (Stockh.) **26**, 547 (1946).

Twiss, J. R., Douglas, H. R.: Reiter's disease. Ann. intern. Med. **77**, 295 (1946).

Wiedmann, A.: Reitersche Erkrankung. Wien. klin. Wschr. **47**, 1245 (1934).

Wright, V., William, B., Reed, H. C.: The link between Reiter's syndrom and psoriatic arthritis. Ann. Rheum. Dis. **23**, 12 (1964).

Sachverzeichnis

Bildteil

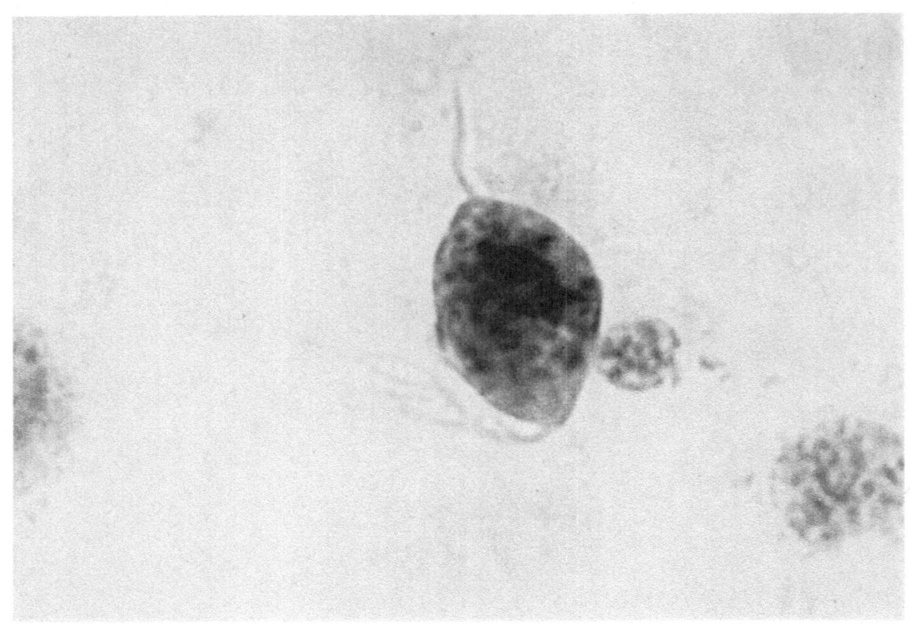

Abb. 1. Trichomoniasis vaginalis. Trichromfärbung 500fach

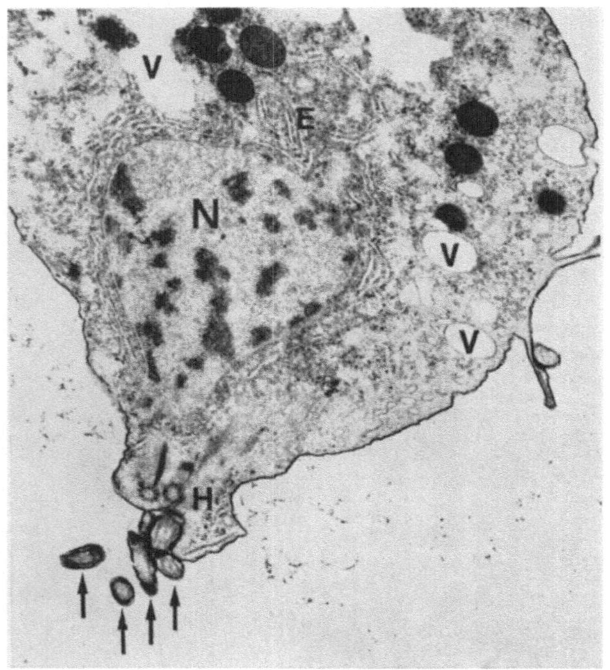

Abb. 2. Trichomoniasis vaginalis. Elektronenoptisch Zeiss EM 9 S, 5000fach
N Nucleus, → Geißel, *V* Vacuole, *E* Endoplasmat. Reticulum, *H* Halte- und Bewegungsapparat

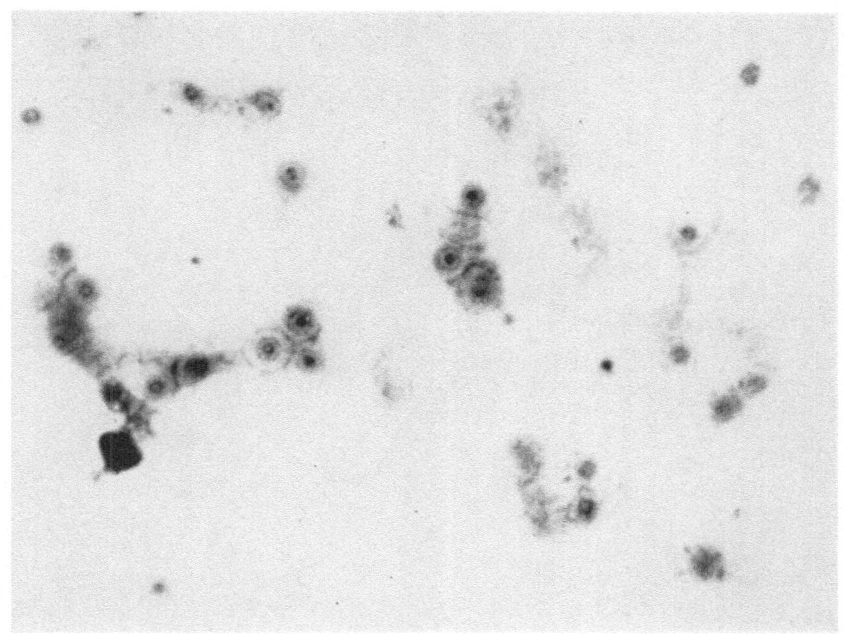

Abb. 3. Herpes simplex-Virus in der Negativ-Kontrastierung

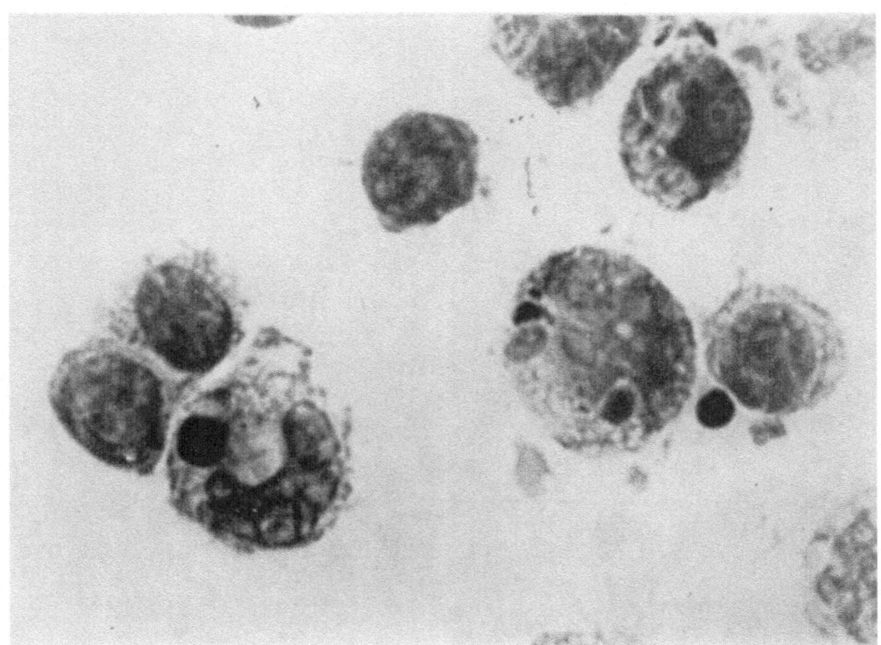

Abb. 4. Cytoplasmat. Einschlüsse, 600fach